In dieser Reihe sind
bisher erschienen:

Richtig Aerobic
Richtig Aikido
Richtig Badminton
Richtig Basketball
Richtig Bergsteigen
Richtig Body-Styling
Richtig Carven
Richtig Fahrtensegeln
Richtig Fitness-Skating
Richtig Fußball
Richtig Golf
Richtig Golf länger und genauer
Richtig Golf rund ums Grün
Richtig Handball
Richtig Hanteltraining
Richtig Hochtouren
Richtig Inline-Skating
Richtig Jogging
Richtig Judo
Richtig Kanufahren
Richtig Karate
Richtig Marathon
Richtig Mountainbiken
Richtig Muskeltraining
Richtig Paragliding
Richtig Qi Gong
Richtig Reiten
Richtig Rennradfahren
Richtig Sanftes Krafttraining
Richtig Schwimmen
Richtig Segeln
Richtig Skitouren
Richtig Snowboarding
Richtig Sporternährung
Richtig Sportklettern
Richtig Stretching
Richtig Taekwondo
Richtig Tai-Bo
Richtig Tanzen Lateinamerikanische Tänze
Richtig Tanzen Modetänze
Richtig Tanzen Standardtänze
Richtig Tauchen
Richtig Tennis
Richtig Tennistraining
Richtig Tischtennis
Richtig Torwarttraining
Richtig Trainieren im Fitness-Studio
Richtig Triathlon
Richtig Volleyball
Richtig Walking
Richtig Yoga

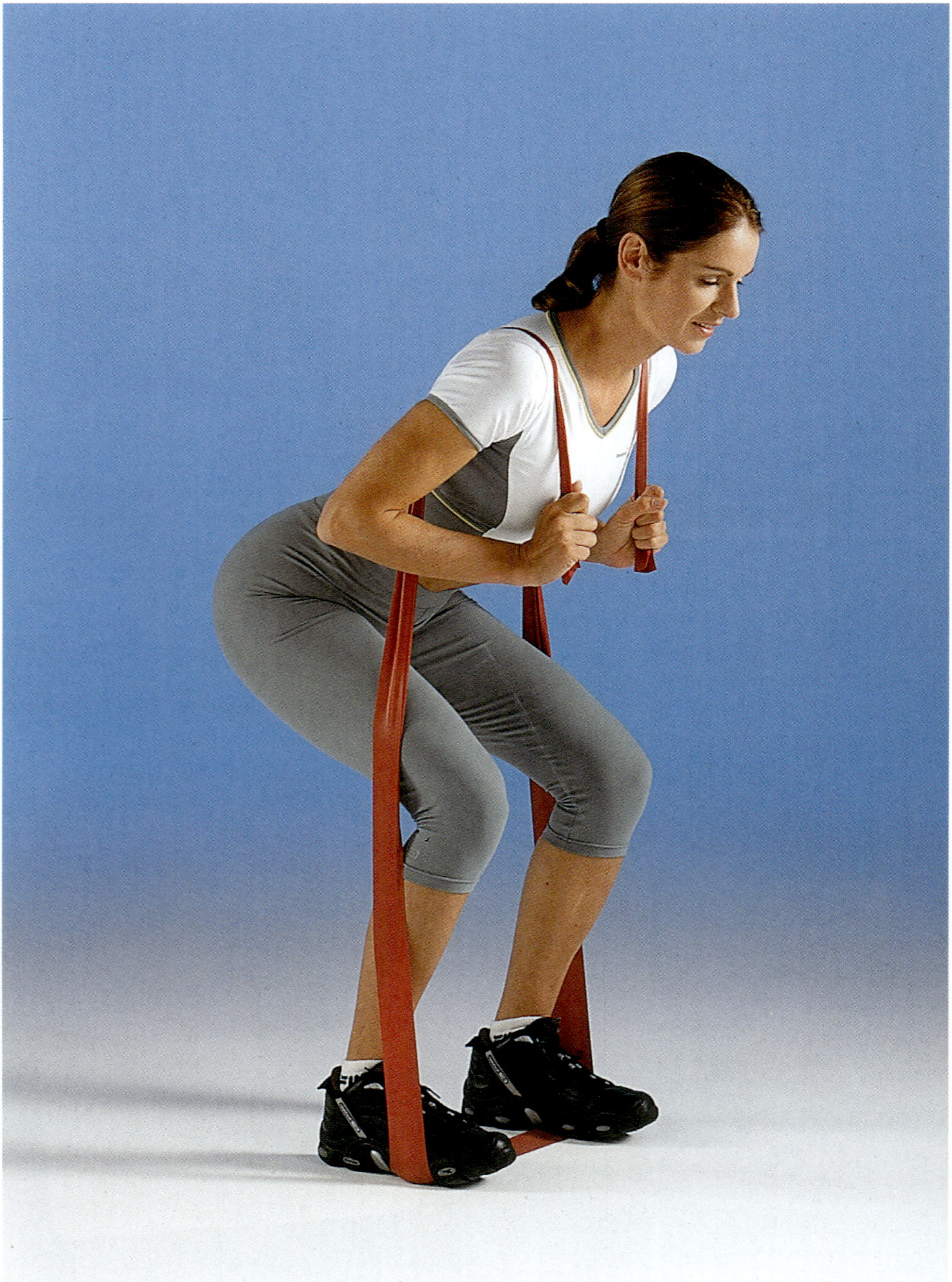

BLV SPORTPRAXIS TOP

Wolfgang Mießner

Sanftes Krafttraining

blv

Bibliographische Information
Der Deutschen Bibliothek

Die Deutsche Bibliothek verzeichnet diese Publikation in der Deutschen Nationalbibliographie; detaillierte bibliographische Daten sind im Internet über http://dnb.ddb.de abrufbar.

BLV Verlagsgesellschaft mbH
München Wien Zürich
80797 München

BLV Sportpraxis Top

Lektorat: Inken Kloppenburg
Verlags-Service, München
Layoutkonzeption: Parzhuber & Partner
Layout und DTP: Gaby Herbrecht, München
Herstellung: Rosemarie Schmid
Umschlaggestaltung: Joko Sander Werbeagentur, München

Gedruckt auf chlorfrei gebleichtem Papier

Printed in Germany · ISBN 3-405-16505-9

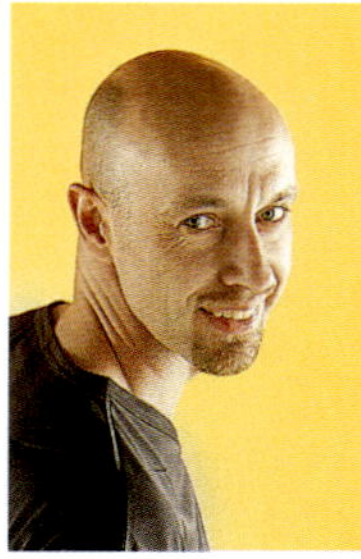

Wolfgang Mießner, Jahrgang 1965, ist staatlich geprüfter Sport- und Gymnastiklehrer, ausgebildeter Aerobic- und Fitnesstrainer, diplomierter Pilates Method Instructor und Yogalehrer mit 13-jähriger Berufspraxis auf dem Fitness- und Gesundheitssportsektor. Seine umfassenden theoretischen und praktischen Kenntnisse gibt er als Ausbilder seit vielen Jahren in Form von Workshops und Fortbildungen an ambitionierte Laien und Professionals mit großem Engagement weiter. Sein aktiver Schwerpunkt liegt in der individuellen und präventiv ausgerichteten Betreuung von Gesundheitssportlern. Weiterhin bemüht er sich allgemein um die Entwicklung und Verbreitung gesundheitsorientierter Bewegungsprogramme. Er hat schon mehrere Bücher und zahlreiche Artikel in Zeitschriften veröffentlicht.

Bildnachweis
Alle Fotos von Susanne Kracke, außer:
Ulli Seer: S. 2, 4, 6 oben rechts und unten, 48, 49, 50, 51, 52, 58, 63, 65, 68, 69 rechts, 71, 72, 81, 86 unten links, 88 oben, 89 und 120.
Umschlagfotos: Ulli Seer
Grafiken: Jörg Mair

Hinweis
Das vorliegende Buch wurde sorgfältig erarbeitet. Dennoch erfolgen alle Angaben ohne Gewähr. Weder Autor noch Verlag können für eventuelle Nachteile oder Schäden, die aus den im Buch vorgestellten Übungen und Informationen resultieren, eine Haftung übernehmen.

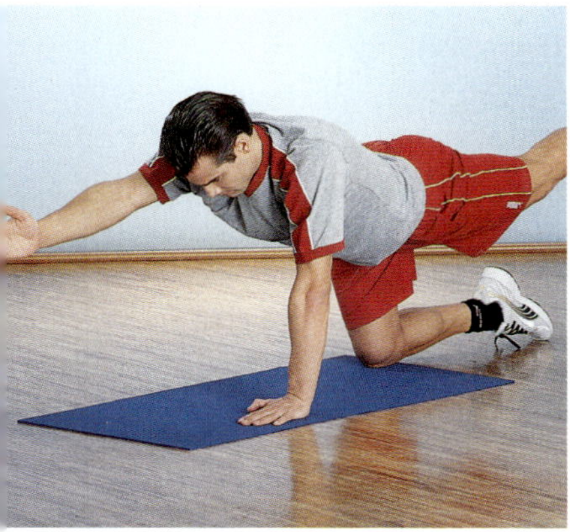

Inhalt

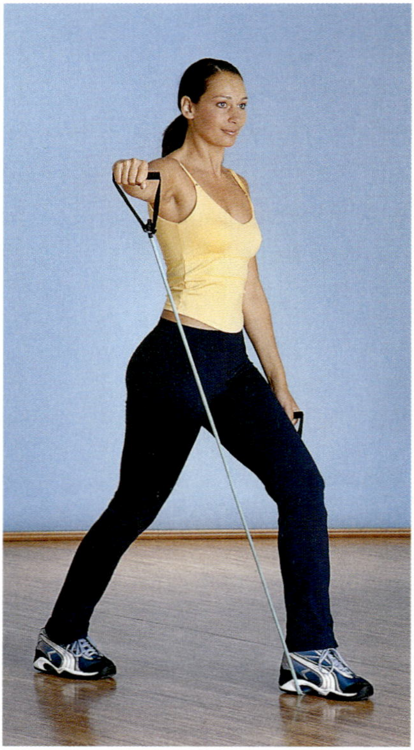

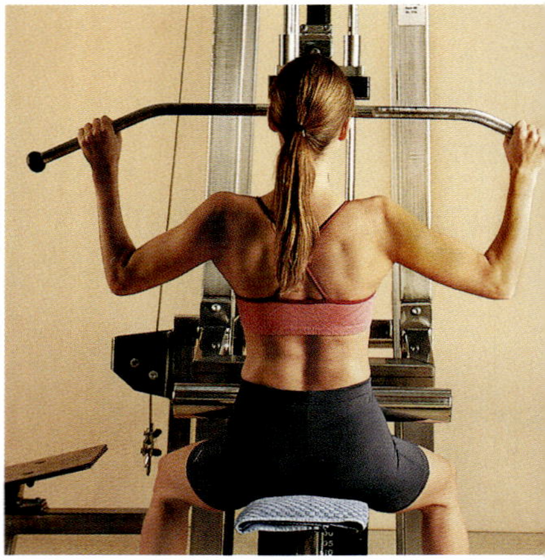

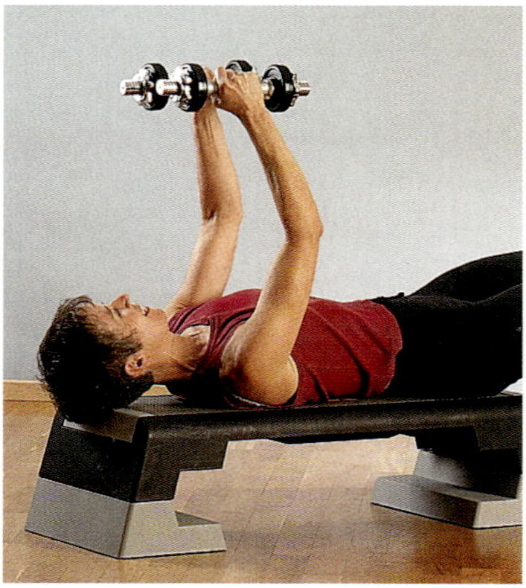

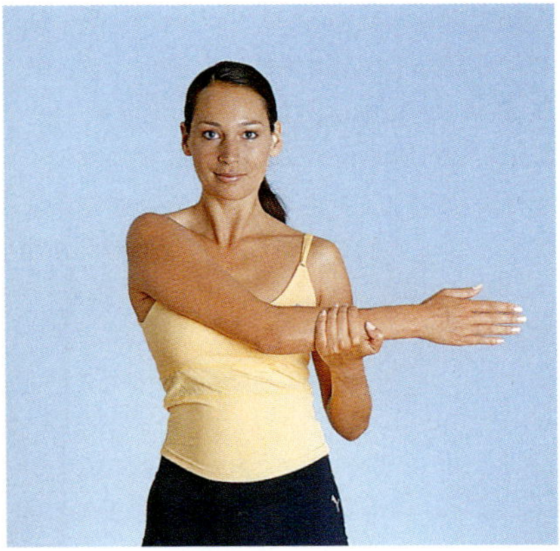

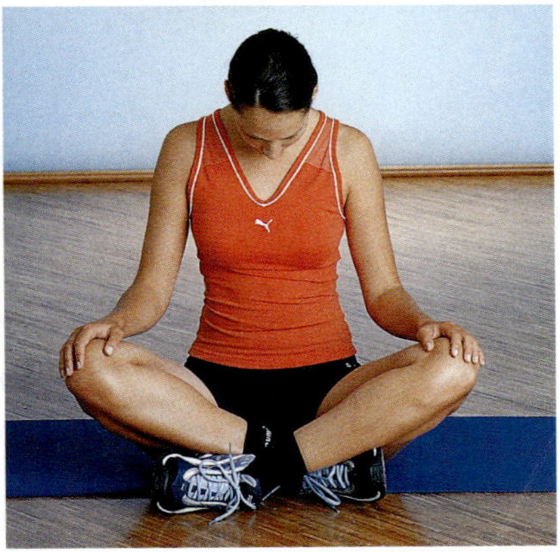

Inhalt

Vorwort

Muskelkraft spielt als Überlebenseigenschaft für jeden von uns eine große Rolle. Nicht nur für fast alle Sportarten ist sie eine notwendige Basisfähigkeit. Viele Jahrzehnte glaubte man, Kraft sei nur für olympische Gewichtheber oder Schwerarbeiter notwendig. Wenn man davon spricht, eine bestimmte persönliche maximale Kraft zu steigern, ist diese Ansicht durchaus berechtigt. Doch Kraft ist mehr als nur die Fähigkeit, möglichst hohe Gewichte entgegen der Erdanziehungskraft zu heben oder zu stemmen.

In den letzten Jahren haben sich verstärkt Begriffe wie fitnessorientiertes, gesundheitsorientiertes oder präventives Krafttraining entwickelt. Krafttraining dient heutzutage nicht mehr nur dem professionellen Sportler. Richtig ausgeführt, dient es jedem von uns – ob zur Figurformung, zur Kontrolle des Körpergewichtes, als Prävention zur Vorbeugung von Rückenschmerzen, als Rehabilitation nach Verletzung oder zur Beseitigung von Beschwerden am Bewegungsapparat. Die große Bedeutung der Kraft als Leistungsfähigkeit des Menschen in Beruf, Alltag oder Freizeitsport ist in Fachkreisen unbestritten und wird von Ärzten aller Fachrichtungen ohne Ausnahme anerkannt. Insbesondere das sanfte Krafttraining hat im Gesundheits- und Fitnessbereich zum Erhalt und zur Verbesserung der Leistungsfähigkeit sowie der Belastbarkeit des Bewegungsapparates einen hohen Stellenwert. Die zunehmende Technisierung und Automatisierung gehen in unserer Gesellschaft bei vielen Menschen mit einer Abnahme der körperlichen Leistungsfähigkeit einher. Die Auswirkungen dieser Bewegungsarmut spüren 80 Prozent der westlichen Bevölkerung in Form von Rückenschmerzen. Und das ist längst nicht alles!

Degenerative Herz-Kreislauf-Erkrankungen sind Todesursache Nr. 1. Befreien Sie sich vom Strudel der inaktiven Lebensgestaltung! Dieses Buch beweist Ihnen, dass Krafttraining in der sanften Methode auch für Sie geeignet ist. Es ist weder langweilig noch gefährlich oder zu anstrengend. Meine seit über einem Jahrzehnt ausgeführte Tätigkeit als Fitness- und Gesundheitstrainer bestätigt dies täglich aufs Neue.

In diesem Sinne wünsche ich Ihnen viele aktive Stunden und ein erfolgreiches Training, mit dem Sie baldmöglichst Ihre persönlich gesteckten Ziele erreichen werden. Beginnen Sie am besten sofort, um keine wertvolle Zeit zu verlieren!

Wolfgang Mießner

Einführung

Was ist sanftes Krafttraining?

Der Begriff Krafttraining ist sicher jedem bekannt. Doch was ist eigentlich *sanftes* Krafttraining? Um Ihnen als neugierigem und interessiertem Leser möglichst schnell diese Frage beantworten zu können, habe ich mich entschlossen, die Antwort darauf zu Beginn des Buches zu geben, auch wenn im Verlauf der Texte stets Erklärungen und Hinweise zu finden sind. Aber jeder will doch schließlich schnell wissen, was er da in den Händen hält, nicht wahr?

Sanftes Krafttraining ist keine Pseudowissenschaft, keine neue Trainingsform, auch keine neue Gymnastikstunde, und erklärt sich eigentlich fast von selbst. Es ist ein Training zur Verbesserung der Kraftfähigkeit der menschlichen Skelettmuskulatur, also der Muskulatur, die für unsere Haltung und Bewegung zuständig ist. Kein herkömmliches Training, wie Sie es vielleicht schon kennen, sondern ein Krafttraining mit Belastungen, die wir individuell steuern können. Die Übungen mögen vielleicht vielen bekannt erscheinen, und Sie werden nicht erstaunt sein, wenn ich jetzt sage, die meisten sind auch bekannt. Dennoch unterscheiden sie sich, und zwar in der Wahl der Intensität – bei der Entscheidung, mit welchem Gewicht diese Übungen ausgeführt werden. Viele Jahrzehnte testete man seine maximale Kraftfähigkeit, um dann mit unterschiedlichen Formeln das richtige Trainingsgewicht bestimmen zu können.

Diese Methoden haben immer noch ihre Berechtigung und sind für manchen Leistungs- oder Hochleistungssportler auch heute noch unentbehrlich. Doch dieses Buch versteht unter Krafttraining keinen Hochleistungssport, sondern Gesundheitssport, Freizeitsport, Sport, der Spaß macht, und Sport, der in unserer heutigen bewegungsarmen Welt wichtig ist.

Tagtäglich müssen wir in der Arbeit unsere Gehirnzellen anstrengen, immer topfit und ständig bereit sein für neue Anforderungen und Herausforderungen. Sollen wir uns dann auch noch in unserer Freizeit mit Formeln herumschlagen? Sollen wir erst einmal rechnen müssen, bevor wir endlich mit dem Training starten können? Nicht nötig! Beim sanften Krafttraining entscheidet an jedem Trainingstag aufs Neue unser momentanes »subjektives Belastungsgefühl«, wie intensiv wir uns belasten werden. Heute fühlen Sie sich richtig gut? Dann haben Sie sicher ein anderes Verständnis von Belastung als am gestrigen Tag, an dem Sie sich schlapp und müde fühlten. Wieder einmal war das Wetter schuld, doch heute ist der Föhn endlich vorbei, heute geht es mir gut, heute kann ich mich intensiver belasten.

»Sanft« meint in diesem Zusammenhang also auch persönlich oder individuell, und zwar für diesen Augenblick. Nicht für gestern oder morgen und auch nicht für damals, als irgendeine wissenschaftliche Formel die Trainingsintensität bestimmte. Wenn Sie nach der sanften Methode trainieren, werden Sie feststellen, dass dieses Training genau für Sie geeignet ist. Ob Sie Einsteiger oder Fortgeschrittener sind, ob Sie absolut beschwerdefrei sind oder ob es von Zeit zu Zeit an der ein oder anderen Stelle etwas zwickt, ob Sie etwas schwächer, stärker, dünner oder dicker als andere sind, es wird in jedem Fall die passende Methode sein, mit der Sie Ihre Muskeln auf Vordermann bekommen.

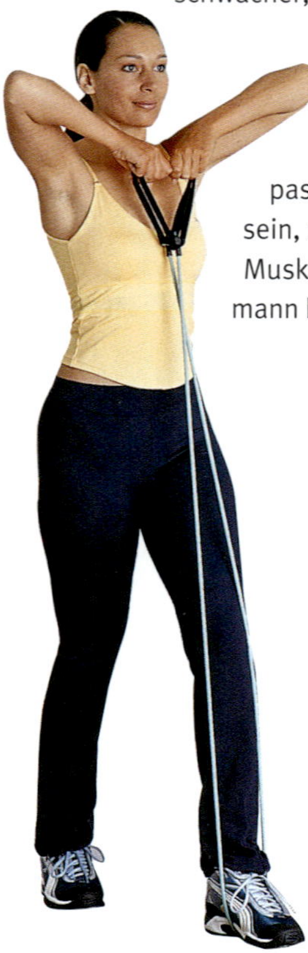

Wie Sie dieses Buch verwenden

Dieses Buch gliedert sich in vier große Kapitel.

1. Im ersten Kapitel »Mehr Kraft durch sanftes Training« erfahren Sie alles zum Thema Kraft. Es beantwortet eine Menge Fragen, welche im Zusammenhang mit Krafttraining immer wieder auftauchen. Aus diesem Grund sind die Unterkapitel auch in der Frageform formuliert. Sie werden feststellen, dass dabei der Bezug zum »sanften Training« niemals verloren geht.

2. Das zweite Kapitel »Unser Körper« dient der theoretischen Sensibilisierung uns selbst gegenüber. Es hat sich allgemein herausgestellt, dass, je mehr man über seinen Körper bezüglich der anatomischen und physiologischen Gegebenheiten weiß, ein Training viel bewusster durchgeführt werden kann.

Wichtig:
Sensibles und bewusstes Training bedeutet nicht zuletzt auch erfolgreiches Training!

Dies gilt für alle Trainingsformen, ob Kraft, Ausdauer oder Beweglichkeit, besonders aber, wenn das Training gesundheitsorientiert gestaltet werden will und soll.

3. Das dritte Kapitel »Sanftes Training mit System« zeigt Ihnen, was Sie alles tun können, um auf sanfte Art und Weise Ihre Muskeln zu trainieren. Nach einer kurzen Einleitung werden Sie eine Menge Übungen an die Hand bekommen, die Sie individuell in Ihre Trainingspläne integrieren können.

4. Das vierte und letzte große Kapitel »Optimal trainieren« sagt Ihnen letztendlich genau, wie Sie Ihr Training vernünftig zusammenstellen, gestalten sollen. Viele wichtige und wertvolle Hinweise, die Sie teilweise in keiner anderen Literatur finden, befähigen Sie, Ihr eigener »Body- und Health-Coach« zu werden.

Wenn Sie also nun einen intensiven Crash-Kurs zum Thema »sanftes Krafttraining« wünschen, dann lesen Sie dieses Buch am besten von der ersten bis zur letzten Seite. Danach werden Sie so viel Wissen haben, dass Sie in der Lage sind, Ihr Training von A bis Z zu planen, zu koordinieren und natürlich durchzuführen.

Wenn Sie allerdings gezielt nach Informationen zu bestimmten Themenbereichen suchen, können Sie auch – nach einem kurzen Blick in das Inhaltsverzeichnis – die entsprechenden Seiten direkt aufschlagen. Sie können jedes Kapitel für sich lesen und verstehen, ohne das vorhergehende oder nachfolgende kennen zu müssen. Manchmal wurde jedoch auf andere Kapitel verwiesen, wenn dort ebenfalls hilfreiche Informationen zu einem bestimmten Thema zu finden sind. Ich denke, dass es gelungen ist, Ihnen eine kurzweilige und interessante Lektüre zu bieten. Benutzen Sie dieses Buch als Handbuch. Lernen Sie nichts auswendig, sondern halten Sie es stets griffbereit, um neue oder in Vergessenheit geratene Informationen nachzulesen.

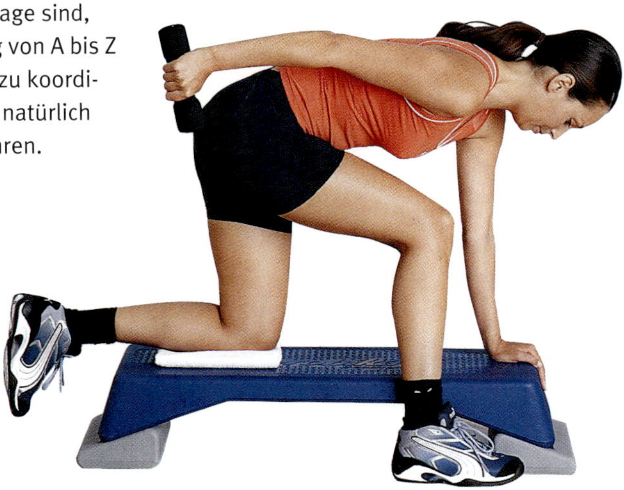

Mehr Kraft durch sanftes Training

Lassen Sie sich vom Thema »Kraft« nicht abschrecken! Es muss sich dabei nicht immer um Muskelberge wie bei Arnold Schwarzenegger handeln. Kraft wird zwar durch die Muskulatur entwickelt, dennoch ist sie relativ. Ein kleines Kind wird schon als kräftig bewundert, wenn es seine Spielzeugkiste aus dem Kinderzimmer in den Wohnbereich schleppt. Ein austrainierter professioneller Gewichtheber gilt dagegen als stark, wenn er im Wettkampf wieder einen neuen persönlichen Rekord aufstellt. Kraft ist jedoch so viel mehr! Sie wird z. B. schon benötigt, damit wir uns täglich die Zähne putzen können, und auch dazu, aufrecht vor dem Waschbecken zu stehen. Wir brauchen Kraft, um zu gehen, zu waschen und zu bügeln, und wir brauchen Kraft, damit wir einen anstrengenden Arbeitstag überstehen.

Was ist Kraft?

Kraft ist eine lebenswichtige Grundlage unseres Körpers. Jede einzelne Bewegung, jede noch so einfache Halteposition erfordert Kraft – sie wird stets von den Muskeln entwickelt. Definieren wir die Kraft zunächst aus zwei unterschiedlichen Blickwinkeln heraus:

1. **Physikalisch** ist Kraft das Produkt aus Masse und Beschleunigung.
2. **Biologisch** ist Kraft die Fähigkeit des Nerv-Muskel-Systems,

- Widerstände zu überwinden, also ein Gewicht zu heben (= konzentrische Muskelarbeit).
- Widerständen entgegenzuwirken, also ein Gewicht kontrolliert zu senken (= exzentrische Muskelarbeit).
- Widerstände zu halten, also ein Gewicht in einer bestimmten Position zu fixieren (= isometrische Muskelarbeit).

Wenn Kraft ins Spiel kommt, wird der Muskel also immer aktiv. Er verändert seine Spannung und überträgt sie auf die Knochen, an denen er befestigt ist. Bei *konzentrischer* und *exzentrischer* Muskelarbeit findet Bewegung statt, der Muskel kontrahiert und verändert zwangsläufig auch seine Länge. Die Spannung innerhalb des Muskels bleibt während seiner Tätigkeit gleich. Beide Formen werden auch als *isotonische* Muskelarbeit bezeichnet. Bei der *isometrischen* Muskelarbeit, also wenn wir etwas halten, verändert sich die Länge des Muskels nicht, es findet keine Bewegung statt. Hierbei gilt: Bei einem leichten Gewicht ist die Muskelspannung geringer als bei einem schweren. Gleiches gilt auch für bewegte Tätigkeiten. Ist das Gewicht, welches wir überwinden oder dem wir entgegenwirken müssen, sehr hoch, müssen wir mehr Kraft als bei einem leichten Gewicht entwickeln, die Muskelspannung steigt.

Formen und Arten der Kraft

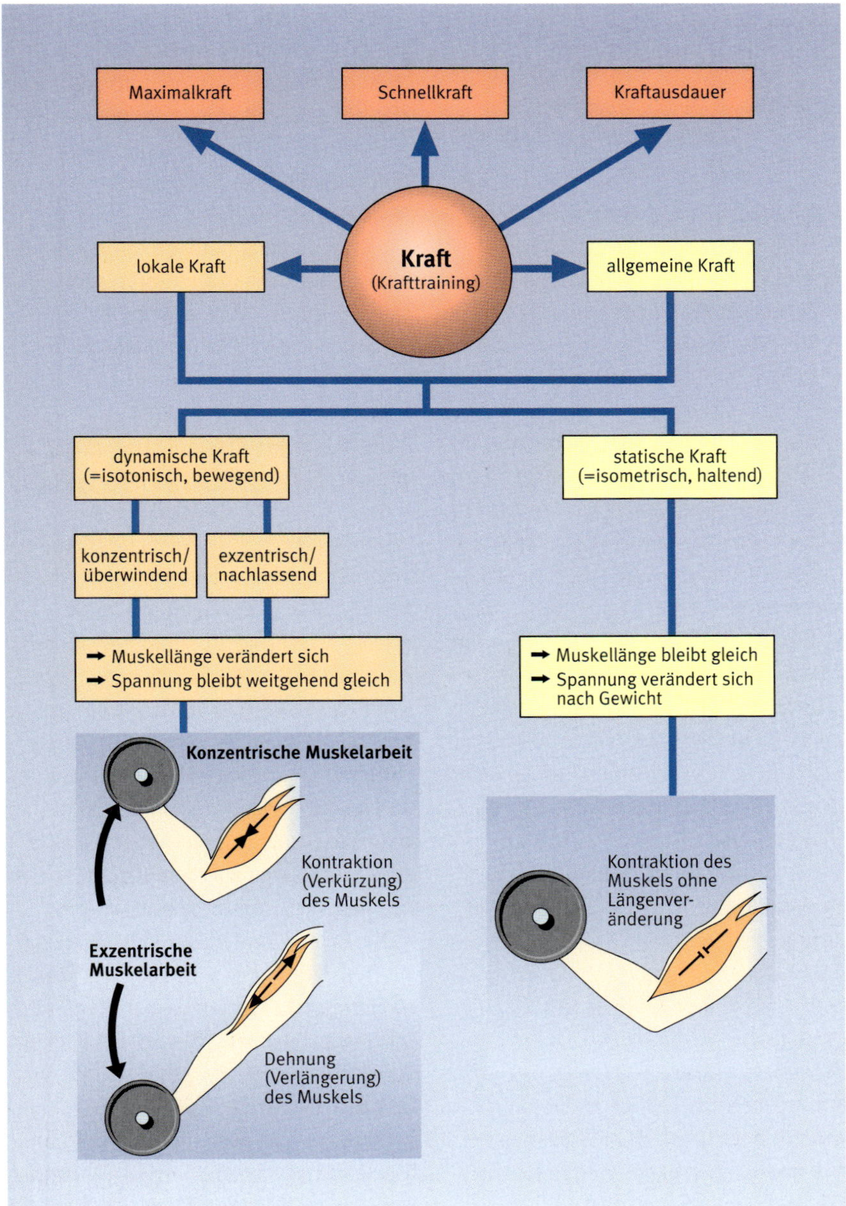

Links: Schematische Darstellung dynamischer Muskelarbeit (mit Bewegung)

Rechts: Schematische Darstellung statischer Muskelarbeit (ohne Bewegung)

Leichtes Gewicht:	geringe Muskelspannung wenige Muskelfasern sind aktiv
Schweres Gewicht:	hohe Muskelspannung viele Muskelfasern sind aktiv

Es gibt jedoch nicht nur eine einzige Kraft in unserem Körper. Um welche Kraft oder auch Art der Muskelarbeit es sich handelt, hängt ab von der jeweiligen Betrachtungsweise. So unterscheidet man drei Erscheinungsformen:

1. Die allgemeine und lokale Kraft richtet sich nach dem Anteil der beteiligten Muskulatur. Die allgemeine Kraft betrachtet den ganzen Körper, die lokale nur einen Teil von ihm, z. B. die Kraft im rechten Arm.
2. Die dynamische oder statische Kraft orientiert sich an der Arbeitsweise der Muskulatur. Heben und senken wir ein Bein, ist dies dynamisch (bewegt, isotonisch). Halten wir ein Bein in einer bestimmten Position, ist dies statisch (haltend, isometrisch).
3. Die Maximalkraft, Schnellkraft und Kraftausdauer richten sich nach der motorischen Hauptbeanspruchungsform. Zum besseren Verständnis sollen diese drei Kräfte näher definiert werden.

Maximale Kräfte
Die Maximalkraft ist die höchstmögliche Kraft, die das Nerv-Muskel-System bei maximaler Kontraktion gegen einen Widerstand ausüben kann.

Schnelle Kräfte
Die Schnellkraft ist die Fähigkeit des Nerv-Muskel-Systems, den Körper, Teile des Körpers (z. B. die Arme) oder Gegenstände (z. B. einen Ball) mit maximaler Geschwindigkeit zu bewegen.

Ausdauernde Kräfte
Die Kraftausdauer ist die Ermüdungswiderstandsfähigkeit eines Muskels oder Muskelsystems gegen länger andauernde Belastungen (z. B. beim Wandern).

Welche Bedeutung hat Kraft für unseren Körper?

Wie bereits erwähnt, ist Kraft für jegliche Art von Bewegung notwendig. Auch beim Stehen oder Sitzen, also statischen Halteformen, benötigen wir Kraft. Dass uns die Kraft aber auch manchmal »verlassen« kann, merken wir spätestens bei einer ausgiebigen Wanderung in den Bergen. Die Beine werden mit der Zeit müde, und jeder Schritt wird anstrengender, vor allem wenn es wieder zurück zum Ausgangspunkt geht. Auch die Tätigkeit am Schreibtisch ist ein gutes Beispiel dafür, die Bedeutung der Kraft nicht infrage zu stellen. Wer stundenlang und zwangsweise am Computer verbringen muss, wird meistens sehr bald von quälenden Nackenschmerzen befallen. Der Grund: Die – oft zu schwach ausgebildete – Hals-Nacken-Muskulatur kann das Gewicht des Kopfes nicht mehr halten. Damit der Kopf nicht zur Seite oder nach vorn »wegknickt«, erhöht der Körper automatisch die Spannung derjenigen Muskulatur, die unseren Kopf aufrecht hält. Folglich wird aus Spannung Verspannung, und aus der normalen statischen Haltetätigkeit der Nackenmuskulatur entstehen Muskelkrämpfe. Zu diesen Verspannungsschmerzen kommt meist noch eine mangelnde Durchblutung des Gehirns hinzu, da der Blutfluss durch die verspannte Muskulatur behindert wird. Müdigkeit, fehlende Konzentration und oft unangenehme Kopfschmerzen machen uns dann das Leben schwer. Kraft hat demnach eine weit höhere Bedeutung, als wir uns manchmal vorstellen. Genügend Kraft macht das Leben lebenswert und angenehmer. Wir werden ausdauernder, da wir lang anhaltenden Belastungen besser widerstehen können, und wir bleiben selbstständiger, da wir anfallende Tätigkeiten in Beruf und Freizeit eigenständig ausführen können. Diese Selbstständigkeit im Alltag ist vor allem in späteren Jahren von großer Bedeutung! Zur klaren Differenzierung sollen die Bedeutung der Kraft und die Vorteile des damit in Verbindung stehenden sanften Krafttrainings in vier Hauptpunkte gegliedert werden.

1. Präventive Bedeutung

- Ganz generell dient Krafttraining dem Erhalt und der Verbesserung der allgemeinen körperlichen Leistungsfähigkeit sowie der Belastbarkeit des Stütz- und Bewegungsapparates.
- Eine gut entwickelte Muskulatur bildet einen äußerst effizienten Schutz vor Verletzungen und Verschleißerscheinungen im Alltag. Eine feste Muskulatur im Rumpfbereich schützt unsere Eingeweide vor Schlägen und Stößen.
- Der passive Bewegungsapparat (Skelett) wird durch Muskeln, Sehnen und Bänder praktisch zusammengehalten. Krafttraining erhöht diese Stabilität: Die Gelenke werden durch ein straffes Muskelkorsett besser gehalten; die Festigkeit von Sehnen, Bändern und Gelenkknorpeln wird erhöht.
- Ab dem 35. Lebensjahr verliert der Mensch jährlich etwa 0,5–1 Prozent seiner Knochenmasse. Den krankhaften Knochenabbau nennt man Osteoporose. Sie ist verantwortlich für viele tausende Knochenbrüche im Jahr, wovon nicht wenige zu Komplikationen führen. Krafttraining wirkt dem Abbau der Knochensubstanz entgegen. Wer also frühzeitig mit dem Training beginnt, erhöht seine Knochendichte und hat – nicht nur im Alter – gegenüber dem Untrainierten einen wesentlichen präventiven Vorteil. Deshalb: Am besten gleich mit dem Training starten!
- Durch einseitige Belastungen in anderen Sportarten und im Alltag oder immer wieder gleichen monotonen Bewegungsabläufen kann ein muskuläres Ungleichgewicht entstehen. Mit gezieltem Krafttraining beugen wir muskulä-

ren Dysbalancen vor und können so Haltungsschwächen, Rückenbeschwerden oder einseitige und vorzeitige Abnutzungserscheinungen der betreffenden Regionen vermeiden.

- Eine trainierte Muskulatur erhöht unsere Koordinationsfähigkeit, es fällt uns also leichter, komplizierte Bewegungsabläufe zu vollziehen. Durch das geschulte Zusammenspiel aller Muskeln des Körpers können wir Stolperer besser und schneller abfangen und unbeabsichtigte Bewegungsfehler sicherer korrigieren. Dies erscheint vor allem in späteren Jahren unwahrscheinlich wichtig, da viele Verletzungen, vor allem Knochenbrüche, durch Stürze aufgrund von Fehlbewegungen im Haushalt entstehen.
- Der Altersgang bringt leider auch einen kontinuierlichen Abbau von Muskelmasse und meist auch eine schleichende Gewichtszunahme mit sich. Krafttraining kompensiert den Muskelabbau; durch Training erhöhen wir allgemein unseren Kalorienverbrauch, verbessern unsere Energiebilanz und beugen Übergewicht vor.

Gut zu wissen!

Viele Studien ergaben, dass sogar 90-jährige Trainingseinsteiger noch einen enormen Kraftzuwachs erreichen können. Teilweise stieg das Kraftpotenzial in dieser Altersgruppe um bis zu 50 Prozent! Krafttraining ist demnach keine Frage des Alters, erst recht nicht, wenn es sich um sanfte Trainingsformen handelt!

2. Rehabilitative Bedeutung

- Krafttraining ist im Prozess der Wiederherstellung nach Verletzungen oder operativen Eingriffen am Bewegungsapparat von immenser Bedeutung. Wer sich schon einmal eine Fraktur (Knochenbruch) zugezogen hat und mehrere Wochen einen Gipsverband tragen musste, hat sicher mit Erschrecken festgestellt, wie abgemagert die ruhig gestellte Region nach Entfernen des Gipses war. Fehlende muskuläre Belastung, also auch Bewegungsmangel, führt demnach nicht nur zu Übergewicht, sondern auch zu einem rapide voranschreitenden Muskelabbau der vernachlässigten Bereiche. Dies führt wiederum dazu, dass verletzte Strukturen langsamer heilen. Die Medizin ist heutzutage glücklicherweise so weit, dass sehr bald nach einer Verletzung mit behutsamem Training begonnen wird. Wochen- oder monatelanges Ruhigstellen wird nur noch verordnet, wenn Muskeltraining absolut kontraindiziert ist.
- Verringerung oder Beseitigung von gelegentlich auftretenden Beschwerden am Bewegungsapparat. Die am häufigsten betroffenen Bereiche sind der Rücken und die Knie- oder Schultergelenke. Sanftes Krafttraining und Mobilisations- und Bewegungsübungen wirken hier oft Wunder. In manchen Fällen kann auf eine medikamentöse Behandlung sogar verzichtet oder eine bestimmte Dosis deutlich verringert werden.

3. Psychische Bedeutung

- Krafttraining steigert bereits ab der ersten Trainingseinheit das Selbstbewusstsein und das Selbstwertgefühl. Wer schon regelmäßig trainiert, wird diesem Aspekt hundertprozentig zustimmen können. Wer erst heute seine erste Trainingseinheit absolvieren wird, wird zum gleichen Schluss kommen.
- Wer seine Kraft trainiert, trainiert auch das Gefühl für seinen Körper. Dies ist vor allem dann der Fall, wenn im Training jede Übung konzentriert und bewusst gesteuert durchgeführt wird. Folglich steigt die Sensibilität seinem Körper gegenüber, mehr Körperbewusstsein wird entwickelt, die Körperwahrnehmung verbessert sich wesentlich.
- Sanftes Krafttraining, also Training nicht bis an das Limit, macht einfach gute Laune! Es verbessert die Stimmung und das Wohlbefinden.

4. Physische Bedeutung

- Krafttraining baut Muskeln auf und profiliert den Körper.
- Krafttraining dient der Straffung des Gewebes.
- Krafttraining reduziert als Folge des erhöhten Muskelanteils im Körper den prozentualen Körperfettanteil. Ein weiterer Fettansatz kann gemindert werden. Dies liegt darin begründet, dass Muskeln im Gegensatz zu Fett Kalorien (Energie) verbrauchen. Der trainierte Körper hat also einen höheren Grundumsatz als der untrainierte.
- Mit Krafttraining kann man jede beliebige Zone des Körpers »bearbeiten«, ihn nach den eigenen Wünschen formen. Wer glaubt, seine Schultern seien zu schmal, legt seinen Schwerpunkt auf die Schultergürtelmuskulatur. Wer ein wohl geformtes Gesäß anstrebt, macht entsprechende Übungen für diesen Bereich.

Wichtig:
Konzentrieren Sie sich auf Dauer bitte nicht ausschließlich auf eine einzige Region Ihres Körpers – streben Sie stets eine ausgewogene Ganzkörpermuskulatur an! Nur so können Sie alle Vorteile des Krafttrainings auf Ihre Seite ziehen.

Wie erhält man mehr Kraft?

Jeder Mensch hat ein gewisses Maß an Kraft – sein »individuelles Kraftpotenzial«. Beim sanften Krafttraining geht es nun darum, dieses Potenzial zu erhöhen. Wir wollen stärker, kräftiger werden, mehr Muskeln bekommen. Wie geschieht das? Im Grunde genommen sehr einfach: Arbeiten Sie regelmäßig gegen Widerstände. Halten, überwinden Sie eine Kraft oder wirken Sie ihr entgegen. Das Ganze sollte natürlich systematisch erfolgen. In erster Linie geht es darum, gezielt *überschwellige Reize* zu setzen. Dieser überschwellige Reiz wird sportwissenschaftlich bei Belastungen ab etwa 35 Prozent der individuellen maximalen Kraftfähigkeit definiert. Für die Praxis bedeutet dies, dass ein Gewicht, welches Sie bewältigen wollen, mindestens 35 Prozent desjenigen betragen muss, welches Sie maximal bewältigen könnten. Erst dann verändert der Muskel seine Fähigkeit, kräftiger und ausdauernder zu werden. Zur Bestimmung dieser Prozentangabe wäre allerdings ein Maximalkrafttest und einiges an Rechnerei notwendig. Im sanften Krafttraining wollen wir dies jedoch umgehen. Deshalb gilt für uns: Belasten Sie sich regelmäßig und systematisch über Ihre Alltagsbelastung hinaus, um die individuelle Kraft zu erhöhen. Um diese Effizienzsteigerung des muskulären Systems zu erreichen, benötigt der Körper etwa 4–6 Wochen regelmäßiges Training. In dieser Zeit passt sich nicht nur der Muskel, sondern der Gesamtorganismus den überschwellig gesetzten Reizen an. Lesen Sie dazu mehr im Kapitel »Anpassung des Körpers an das Training« ab Seite 46.

Beim Arbeiten mit Widerständen, also beim Krafttraining, haben wir verschiedene Möglichkeiten. Zum einen können wir isometrisch (statisch) trainieren, zum anderen isotonisch (dynamisch). Man sagt, der Muskel hat unterschiedliche Arbeitsweisen.

Isometrisches Krafttraining

Das isometrische Training besteht aus Übungen, mit denen die Muskulatur ohne erkennbare Bewegung trainiert werden kann. Wenn Sie also für eine gewisse Zeit einem bestimmten Widerstand (z. B. einer Hantel) einfach nur haltend entgegenwirken, ist dies *isometrisch*, ohne Bewegung. Die beteiligte Muskulatur verändert sich dabei nicht in der Länge, lediglich die Spannung (Muskeltonus) wird erhöht. Der Nachteil besteht darin, dass die Koordination kaum geschult wird und dass durch den Muskelinnendruck die Blutgefäße praktisch abgeschnürt werden. Bei sehr hoher Muskelspannung führt dies zu einer Unterversorgung mit Sauerstoff, was wiederum die Energiebereitstellung des Muskels beeinträchtigen kann. Als Folge kann man eine deutlich raschere Ermüdung der Musklulatur nennen. Als vorteilhaft erscheint, dass man isometrische Übungen immer und überall durchführen kann, da man nicht zwingend Gewichte in Form von Hanteln oder Ähnlichem benötigt. Wenn Sie sich also zwischen einen Türrahmen stellen und diesen mit beiden Händen auseinander zu drücken versuchen, handelt es sich um diese unbewegte Form des Krafttrainings. Dabei hält man die Spannung einige Sekunden und löst sie anschließend wieder.

Isotonisches Krafttraining

Das Gegenteil des unbewegten Trainings ist das bewegte, das dynamische oder auch isotonische Training. Alle drei Begriffe werden als Synonyme verwendet. Wie der Name es vorwegnimmt, handelt es sich hierbei um Übungen, bei denen man einen Widerstand oder ein Gewicht in Bewegung versetzt. Die muskuläre Arbeitsweise unterscheidet sich dahin gehend, dass die Spannung konstant bleibt, während sich die Muskellänge verändert. Heben wir beispielsweise einen Träger mit Flaschen nach oben, ist dies *positiv dynamisch* (konzentrisch). Setzen wir ihn wieder ab, arbeiten wir *negativ dynamisch* (exzentrisch). Der Vorteil liegt deutlich darin, dass die oder eine bestimmte Bewegungstechnik geschult werden kann und dass sich die allgemeine Bewegungskoordination verbessert. Sehen Sie sich dazu auch die Grafik auf Seite 13 an.

Wovon ist unsere Kraft abhängig?

Beobachtet man in einem beliebigen Trainingsraum verschiedene Menschen, ist es ein Leichtes zu erkennen, dass manch einer mit niedrigen und ein anderer mit scheinbar schwereren Gewichten trainiert. Für jeden Beobachter ist es verständlich, dass es daran liegen muss, dass beide unterschiedliche Trainingsziele verfolgen oder dass der eine einfach mehr Kraft hat als der andere. Schwer oder leicht ist also relativ und muss immer nach dem Trainingsziel und dem persönlichen Kraftniveau definiert werden. Auch wenn man selbst trainiert und wenn man bei den folgenden Betrachtungen nur das persönliche Kraftniveau berücksichtigt, scheint es, dass an manchen Tagen das gleiche Ge-

Die Arbeitsweisen der Muskulatur

Arbeitsweise	Kennzeichen
Dynamische Muskelarbeit	**Training mit Bewegung** Der Muskel verändert seine Länge, es kommt zur Kontraktion und anschließend zu einer Dehnung des Muskels.
Positiv-dynamische Muskelarbeit	Der Muskel überwindet einen Widerstand, er arbeitet gegen die Schwerkraft, es kommt zur Kontraktion (Verkürzung) des Muskels.
Negativ-dynamische Muskelarbeit	Der Muskel gibt einem Widerstand nach, es kommt zur Dehnung (Verlängerung) des Muskels.
Statische Muskelarbeit	**Training ohne Bewegung** Der Muskel leistet Haltearbeit, die Spannung des Muskels erhöht sich, er kontrahiert, ohne länger oder kürzer zu werden.

wicht vom Vortag irgendwie mehr wiegt. Woran liegt das? Wovon sind, allgemein betrachtet, unsere Kraft und unsere Kraftentwicklung abhängig?

Unser Alter

Beschreibt man das Kraftniveau einer jungen Person mit 100 Prozent, ergibt sich bis ins hohe Alter ein Rückgang um bis zu 50 Prozent. Erstaunlicherweise beginnt dieser Abbau durchschnittlich bereits nach Erreichen des 30. Lebensjahres. Welche genauen Vorgänge dafür verantwortlich sind, hat die Wissenschaft noch nicht abschließend beurteilt. Tatsache ist allerdings, dass man sich mit zunehmendem Alter häufig weniger bewegt, folglich auch weniger oder gar keinen Sport mehr treibt. Daran trägt die ältere Generation keinesfalls allein schuld. Angesichts der natürlichen Abbauprozesse im Körper glaubten die Ärzte lange Zeit, durch eine verordnete »Schontherapie« den älteren Menschen vor Verletzungen oder einer Beschleunigung dieses Abbaus mit eventuell daraus resultierenden orthopädischen Beschwerden zu schützen. Auf jegliche Kraftbelastung wurde also verzichtet. Dies hat aber diskussionslos zur Folge, dass alle positiven Erscheinungen eines moderat ausgeführten Krafttrainings nicht genutzt werden können. Es ist mittlerweile zweifelsfrei erwiesen, dass, je mehr der Mensch seinen Körper und Organismus schont, er umso schneller verkümmert. Das Alter bringt leider immer noch einen erheblich ansteigenden Bewegungsmangel mit sich, folglich einen viel zu raschen Abbau der Muskelmasse. Parallel dazu verringert sich auch die Kraft. Wirken Sie diesem negativen Kreislauf entgegen, indem Sie am besten sofort mit dem sanften Krafttraining beginnen, oder wenn Sie bereits trainieren, niemals damit aufhören. Etliche Studien belegen, dass die Kraftentwicklung auch bei Sportanfängern in sehr hohem Alter erheblich gesteigert werden kann.

Unser Geschlecht

Die Evolution der Menschheit brachte es mit sich, dass sich der Mann zu einem stärkeren Wesen entwickeln konnte, gleichwohl man dies heutzutage nur noch auf den Körperbau respektive die Entwicklung der Muskulatur beziehen kann. Die Muskelkraft der Frau liegt im Durchschnitt ungefähr bei 70 Prozent im Vergleich zu der des Mannes. Die Muskelmasse macht bei der Frau etwa 30 Prozent des Gesamtkörpergewichts aus, beim Mann etwa 45 Prozent. Männer werden deshalb auch weiterhin die Stärkeren bleiben. Allerdings gilt diese strikte Behauptung nur in Bezug auf die Muskulatur.

Unsere Motivation und Tagesform

Wer kennt das nicht? Tage, an denen man sich schlapp und kraftlos fühlt, erlebt jeder mehrmals im Jahr. Dann sind wir kaum fähig, unseren täglichen Pflichten nachzukommen. An solchen Tagen ist uns sogar die Aktentasche oder die nur halb gefüllte Einkaufstüte zu schwer. Dies kann verschiedene Ursachen haben. Manch einer leidet am Wetterumschwung, der andere hatte eine schwere Arbeitswoche, der nächste kämpft wiederum mit einer persönlichen Niederlage. Jeder von uns ist auf unterschiedliche Art und Weise regelmäßig von Motivations- und Stimmungsschwankungen betroffen. An diesen bestimmten Tagen kann ein sonst relativ leichtes Gewicht, welches im Training spielend bewältigt wird, schnell zum unüberwindlichen Hindernis werden. Die Mobilisierung der Kraft unterliegt demnach unseren Willensleistungen. An gewöhnlichen Tagen haben wir also bestimmte Kraftreserven, die wir für unser regelmäßiges Training mobilisieren. Der natürliche Prozess bringt es mit sich, dass die Mobilisation dieser Kraftreserven – also Krafttraining – den Körper ermüden lässt. An außergewöhnlichen Tagen sind wir allerdings schon müde, und dann fällt es uns umso schwerer, die nötige Kraft für das Training aufzubringen.

Sieht man von »guten« und »schlechten« Tagen und von den normalen Trainingsgewohnheiten ab, liegt unser Kraftmaximum im Normalfall am Vormittag, das Minimum in der Nacht. Die gefühlte Schwere eines Gewichtes schwankt also auch je nach Tageszeit.

Unsere Koordinationsfähigkeit

Bezüglich der Frage, wovon unsere Kraft insgesamt abhängt, muss man auch die persönliche Koordinationsfähigkeit in Betracht ziehen, genauer gesagt: die Koordination der Muskeln und deren Innervation durch das Nervensystem. Dabei tauchen zwei neue Begriffe auf.

Die intermuskuläre Koordination

Sie beschreibt das Zusammenspiel mehrerer Muskeln, welche an einer bestimmten Bewegung beteiligt sind. Ist diese Koordination gut geschult und gut ausgeprägt, wirkt sich dies auf unseren Bewegungsfluss positiv aus, da dann alle beteiligten Muskeln in Einklang miteinander arbeiten, sich kontrahieren und entspannen.

Die intramuskuläre Koordination

Diese hat direkten Einfluss auf unser Kraftniveau, welches die Aktivierungsfähigkeit der einzelnen Muskelzellen innerhalb eines einzigen Muskels beschreibt. Heben wir ein leichtes Gewicht, müssen nur wenige Muskelzellen zur Überwindung dieses Widerstandes aktiv werden. Heben wir ein schwereres Gewicht, werden viele Muskelzellen aktiv. Diese Koordination kann man trainieren.

Jede einzelne Muskelfaser folgt dabei stets dem »Alles-oder-nichts-Prinzip«, was bedeutet, dass sich eine einzige Muskelfaser immer zu 100 Prozent zusammenzieht oder eben gar nicht. In der Trainingspraxis hat dies zur Folge, dass Einsteiger nur einen Teil der Muskelfasern kontrahieren können. Nach und nach wird die intramuskuläre Koordination verbessert, da der Muskel quasi lernt, die bisher »schlafenden« Fasern zu mobilisieren. Die Folge ist mehr Kraft im einzelnen Muskel, ohne dass dieser dabei wächst.

Wie schwer ist »sanft«?

Bis zu diesem Kapitel des Buches haben wir schon so manches über Kraft und Krafttraining erfahren. Wir wissen jetzt, dass Kraft für unseren Körper wichtig ist und welch hohe Bedeutung sie in unserem Leben spielt. Wir wissen, dass wir unsere Muskeln trainieren müssen, um mehr Kraft zu bekommen. Die folgenden Informationen sollen klären, wie schwer »sanft« ist. Wie intensiv müssen wir uns beim sanften Krafttraining trimmen, damit wir mehr Kraft erhalten und unser Körper von den vielen positiven Anpassungserscheinungen profitieren kann? Dazu wollen wir dem Adjektiv »sanft« zuallererst einige Synonyme zuordnen. Der Duden leistet dabei gute Dienste. Er liefert uns folgende sinnverwandte Begriffe:

Sanft = behutsam, mild, schonend, lind, vorsichtig, sacht, gemäßigt, sorgsam, gnädig und pfleglich

Das liest sich doch sehr angenehm, nicht wahr? Und wahrscheinlich wird es niemanden überraschen – man könnte bei dieser Thematik tatsächlich jeden dieser Begriffe mit »sanft« austauschen. Um uns diese bedeutsamen Wörter noch wesentlicher erscheinen zu lassen, können wir dieses kleine Exempel auch umdrehen und das Gegenteil von »sanft« suchen. Dies wären dann die Begriffe hart oder streng.

Streng = drastisch, massiv, rigoros, energisch, gewaltig, fest, schwer, entschieden, kategorisch, unnachgiebig

Sanftes Krafttraining ist also ein sorgsames, ein behutsames Training. Da wir jedoch alle unterschiedlich kräftig sind und zu Beginn des sanften Krafttrainings ganz individuelle Voraussetzungen und Kraftfähigkeiten mitbringen, folglich von schwer oder leicht auch eigene Vorstellungen haben, benötigen wir eine für jeden gültige Definition von »sanft«. Zur deutlicheren Begriffsbestimmung bedienen wir uns deshalb anfangs des Ausdrucks *Maximalkraft* und des damit in Verbindung stehenden *Maximalkrafttrainings*.

Die maximale Kraft

> **Die Maximalkraft** stellt den höchsten bei maximaler Kontraktion gegen einen unüberwindlichen Widerstand realisierten Kraftwert dar. Die individuelle Maximalkraft einer beliebigen Person beträgt immer 100 Prozent, egal, wie stark oder schwach diese Person ist.
> **Das Maximalkrafttraining** zielt folglich darauf ab, diese individuelle Maximalkraft zu erhöhen.

Beim Krafttraining trainieren wir bekannterweise mit Gewichten. Das Gewicht wird hierbei als *Intensität* bezeichnet. Die Intensitätssteuerung, also die Vorgabe des Gewichtes, mit dem wir eine bestimmte Übung ausführen sollen, geschieht in der Regel über eine festgelegte Prozentangabe im Verhältnis zur Maximalkraft (Kmax). Im Trainingsplan könnte demnach Folgendes stehen:

Übung	Intensität (Gewicht)
Kniebeugen	50 % Kmax

Das bedeutet: Wenn Sie die Kniebeugen bei maximaler Anstrengung mit höchstens 40 kg (= 100 %) schaffen, dann müssten Sie sie laut Trainingsplan mit 50 % Kmax, also 20 kg ausführen. Dazu muss allerdings vorher ein Maximalkrafttest durchgeführt werden, um Ihre persönlichen 100 % zu bestimmen.

Eine auf der Basis eines Maximalkrafttests durchgeführte Intensitätsbestimmung bringt im Sinne des sanften Krafttrainings jedoch einige Probleme mit sich (auf die detaillierte Beschreibung zur Vorgehensweise und Durchführung von Maximalkrafttests wird in dieser Lektüre bewusst verzichtet, da diese für das »sanfte Krafttraining« ohnehin nicht relevant sind; bei Interesse kann jedoch weiterführende Literatur studiert werden):

- Die Bestimmung der Maximalkraft ist bei Trainingseinsteigern und bei Personen mit geringerer Leistungsfähigkeit (z. B. bei orthopädischen Problemen) nicht anzuraten, da bei Maximalkrafttests Leistungsspitzen auftreten, die aus gesundheitssportlicher Sicht unerwünscht sind.
- Trainingseinsteiger oder Personen mit einem noch unsicheren Bewegungsverhalten weisen bei einigen anspruchsvolleren Übungen eine unzureichende Koordinationsfähigkeit auf. Aufgrund dieser neuen und unbekannten Bewegungsmuster wird zu Beginn in den meisten Fällen eine Übung nicht korrekt ausgeführt. Der ermittelte Maximalwert würde keine gültige Bezugsgröße darstellen.
- Bei allen Übungen, die nur mit Kleingeräten oder dem eigenen Körpergewicht durchgeführt werden, ist die Maximalkraft in der Trainingspraxis messtechnisch nicht möglich. Es wären Krafttrainingsmaschinen und Hanteln

mit sehr fein abgestufter Gewichtsbelastung notwendig, die in der Praxis jedoch meist nicht anzutreffen sind.

Diese und noch eine Hand voll weiterer pädagogischer, organisatorischer und vor allem physiologischer Gründe verlangten deshalb nach einer anderen Methode, das Trainingsgewicht zu bestimmen. Das Problem bestand darin, trotzdem noch eine »individuell regulierbare« Belastungsgröße (Intensitätssteuerung) zu finden. Und die Lösung bestand darin, das eigene Anstrengungsempfinden subjektiv zu bestimmen. Schon in den 1970er-Jahren ist deshalb die RPE-Skala (scale for ratings of perceived exertion) von Borg entwickelt worden. In Anlehnung an diese Skala existieren in der Literatur inzwischen viele Tabellen zur zahlenmäßigen Bewertung der subjektiven Anstrengung. Obwohl diese Form der Bewertung ursprünglich für Ausdauerbelastungen wie Aerobic, Jogging u.Ä. entwickelt wurde, ist sie sehr gut auf das Krafttraining übertragbar.

Das subjektive Belastungsempfinden

Bei der Bestimmung der Trainingsintensität (Gewicht) nach dem subjektiven Belastungsempfinden wird auf komplizierte Testverfahren und Formeln verzichtet. Als Kriterium zählt hier nur das persönliche Gefühl.

RPE-Skala in Anlehnung an Borg

Anstrengungsgrad	Persönliches Empfinden
1	keine Anstrengung
2–3	extrem leicht
4–5	sehr leicht, geringe Anstrengung
6–7	leicht oder mäßig anstrengend
8–9	etwas schwer, etwas anstrengend
10–11	schwer, anstrengend
12–13	sehr schwer, sehr anstrengend
14	extrem schwer, extrem anstrengend
15	maximale Anstrengung

Anhand dieser Skala geht der Trainierende beim sanften Krafttraining folgendermaßen vor:

- Für ein Kraftausdauertraining, bei dem man stets mit 15–20 Wiederholungen trainiert, wählt er durch Ausprobieren eine Gewichtsbelastung, welche bei etwa der 20. Wiederholung als »etwas schwer« bis »schwer« (8–11) empfunden wird. Bis zur maximalen muskulären Belastung könnte er also wesentlich mehr Wiederholungen mit dem gleichen Gewicht bewältigen.
- Bei einem Krafttraining mit dem Ziel des Muskelwachstums (Muskelaufbautraining, Hypertrophie), bei dem man mit 10–12 Wiederholungen trainiert, wählt er eine Gewichtsbelastung, bei

der er das gleiche Empfinden, das heißt »etwas schwer« bis »schwer«, bei etwa der 12. Wiederholung hat.

Ohne dass man also bis an seine maximale Belastungsfähigkeit herangeht, kann Krafttraining sehr erfolgreich gestaltet werden. Dies belegen etliche Studien. Als besonders hervorzuheben gilt, dass bei Intensitäten, welche im genannten Bereich liegen, die Belastungen auf den aktiven und passiven Bewegungsapparat deutlich reduziert werden. Gleiches gilt für das Herz-Kreislauf-System. Da regelmäßig Trainierende je nach Trainingsziel ausdauernder werden oder an Muskelmasse zunehmen, also einen Trainingserfolg vorweisen können, sollte diese subjektive Einschätzung stets in das Training einfließen. Die so gewählte Gewichtsbelastung bei den verschiedenen Übungen passt sich demnach stetig an.
Ein Problem taucht jedoch auf. Wie geht man vor, wenn man nicht an Geräten oder mit Hanteln, bei denen man die Gewichte verstellen kann, trainiert, sondern mit dem eigenen Körpergewicht oder mit Gummibändern? Die Zugkraft eines Gummibandes z. B. bleibt doch immer gleich. Und auch das Gewicht eines Beines kann man nicht nach Belieben erhöhen. Die Lösung ist einfach. Die meisten Hersteller von Gummibändern bieten zu jedem Modell unterschiedliche Ausführungen an. So gibt es Tubes mit wenig, mittlerem oder hohem Zugwiderstand. Sie entsprechen einem Training mit unterschiedlich schweren Gewichten. Verwendet man dagegen nur Teile des Körpers als Trainingsgewicht, kann man fast jede Übung so modifizieren, dass sie leichter oder schwerer auszuführen ist. Liegestütze sind beispielsweise wesentlich einfacher, wenn sie mit abgelegten Knien statt mit aufgestellten Füßen durchgeführt werden. Auf diese Weise kann man auch beim Trainieren mit Tubes oder dem eigenen Körpergewicht seine Belastung entsprechend der RPE-Skala steuern. Informative Tipps und Hinweise bezüglich der Verwendung von verschiedenen Gewichten erhalten Sie auch im Kapitel »Gewichte und sonstige Kilos« ab Seite 48.

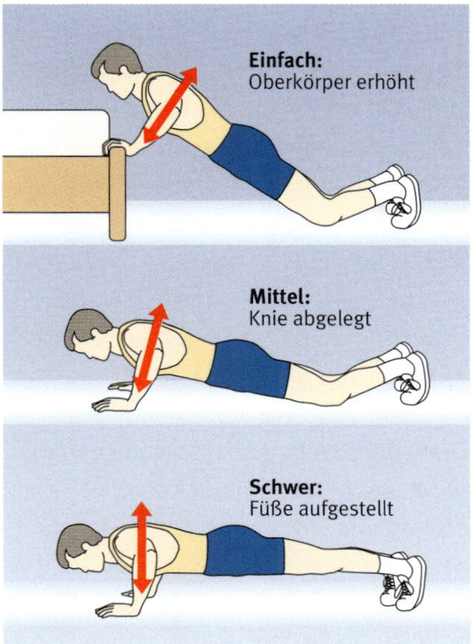

Erhöhung der Trainingsintensität durch Veränderung der Körperposition am Beispiel der Übung Liegestütz

Unser Körper

Das folgende Kapitel ist für das »sanfte Krafttraining« nicht als unverzichtbare Trainingsgrundlage zu verstehen, der Trainierende muss sich demnach nicht zwingend dieses Wissen aneignen. Das theoretische Rüstzeug über die Grundlagen unseres Körpers bezüglich des Muskel- und/oder Krafttrainings kann jedoch sehr hilfreich sein, will man ein ausgewogenes und individuelles Programm planen. Zum einen erhöhen diese Kenntnisse die Sensibilität seinem Körper gegenüber, zum anderen wird man die Praxis an sich besser verstehen können, wenn man weiß, wie am Training beteiligte physische Strukturen arbeiten und reagieren. Das Verständnis dafür, wie ein Muskel funktioniert, ist für eine kontrollierte sportliche Aktivität also nur von Vorteil. Mit den anatomischen Grundkenntnissen an Ihrer Seite und mit einiger Trainingserfahrung, auch Körpererfahrung, werden Sie nicht mehr eine Übung einfach nur ausführen oder sich bei einer Übung in eine bestimmte Richtung bewegen. Sie werden vielmehr die zu trainierende Muskulatur willentlich steuern, kontrahieren. Sie werden sich also genauso bewegen wie sonst auch – der Unterschied wird sich aber sehr schnell bemerkbar machen, da sich Ihr theoretisches Wissen auf die Praxis überträgt und Sie ganz bewusst einzelne Muskeln steuern können. Ihr gesamtes Körpergefühl für Bewegungen – nicht nur beim »sanften Krafttraining« – wird sich erheblich verbessern.

Wichtig:
»Sanftes Krafttraining« erfolgt am besten unter Berücksichtigung des subjektiven Belastungsempfindens. Je besser die eigene Körperwahrnehmung ausgeprägt ist, desto optimaler und spezifischer kann ein Trainingsprogramm ausgearbeitet werden. Ob man dieses Programm für sich selbst oder für jemand anderen gestaltet, spielt dabei keine Rolle.

Egal ob als Trainer oder Trainierender – gönnen Sie sich nachstehendes Wissen und betrachten Sie dieses Kapitel einfach als »Betriebsanleitung für den Körper«, insbesondere für die Muskeln, ohne die das Krafttraining gar nicht möglich wäre.

Was uns bewegt

Körperliche Bewegung ist äußere und innere Bewegung. Die äußere Bewegung erkennt man sehr einfach, wenn wir gehen, laufen, springen, tanzen oder – ganz banal – wenn wir eine Tasse aus dem Schrank holen. Zur inneren Bewegung zählen der Herzschlag, das Öffnen und Schließen der Venenklappen, die Darmtätigkeit oder die Veränderung des Lungenvolumens beim Ein- und Aus-

atmen und vieles mehr. Beide Formen der Bewegung hängen unmittelbar zusammen, denn wenn wir laufen, erhöht sich automatisch die Pulsfrequenz; wenn wir viel springen, werden wir unweigerlich schneller atmen. Themenbezogen werden wir uns auf den folgenden Seiten fast ausschließlich auf die äußere Bewegung konzentrieren. Dafür zuständig ist der so genannte Bewegungsapparat.
Er setzt sich aus zwei Teilen zusammen:
1. dem Skelettsystem – es wird als *passiver* Bewegungsapparat bezeichnet, und
2. dem Muskelsystem – es wird als *aktiver* Bewegungsapparat bezeichnet.

Zusammen bilden sie eine funktionelle Einheit. Der Skelettmuskel (im Folgenden öfters nur Muskel genannt) besitzt die Fähigkeit, sich durch Kontraktion zu verkürzen und damit die gelenkig miteinander verbundenen Knochen gegeneinander zu bewegen. Demzufolge muss erst der Muskel *aktiv* werden, damit über die *passiven* Knochen Bewegung sichtbar wird. Dem aktiven Bewegungsapparat, also den Muskeln und deren Fähigkeiten, wird im Folgenden besondere Aufmerksamkeit geschenkt, da sie es vorrangig sind, welche mit dem »sanften Krafttraining« gestärkt werden sollen. Da das Training jedoch auch einen nicht zu verachtenden Einfluss auf den passiven Bewegungsapparat hat, wollen wir uns über diesen ebenfalls einen kurzen Überblick verschaffen.

Unsere Knochen und Gelenke

Etwa 200 Knochen bilden das menschliche Skelett. Je nach Länge, Stärke oder Entwicklungsgrad nehmen sie Einfluss oder bestimmen die Grundzüge unseres äußeren Erscheinungsbildes, der Körperform. Ein starker Knochenbau trägt z. B. zu einer eher stämmigen Erscheinung bei, ein zarter lässt uns zierlich wirken. Zusammen mit den Gelenken bilden sie den *passiven Bewegungsapparat*.

Aufbau der Knochen

Die Knochen sind sozusagen das Gerüst des Körpers, um sie herum sind alle Weichteile angeordnet. Ohne das Skelett wären wir nur eine formlose Masse. Es macht etwa nur 12 Prozent des Gesamtkörpergewichts aus. Bei einem 70 kg schweren Mann wären das etwa 8,5 kg. Knochen sind demnach erstaunlich leicht und dennoch sehr stabil. Die besondere Bauweise macht dies möglich. Sie bestehen zu 30 Prozent aus organischen, zu 50 Prozent aus anorganischen Substanzen und zu 20 Prozent aus Wasser. Der Aufbau des Knochens macht ihn den meisten existierenden Materialen überlegen. So besitzt er die Zugfestigkeit von Kupfer und die Elastizität von Eichenholz. Seine Druckfestigkeit liegt weit über der Beständigkeit von herkömmlichen Baumaterialien wie

Aufbau der Knochen und Gelenke am Beispiel des Hüftgelenks (teilweiser Querschnitt)

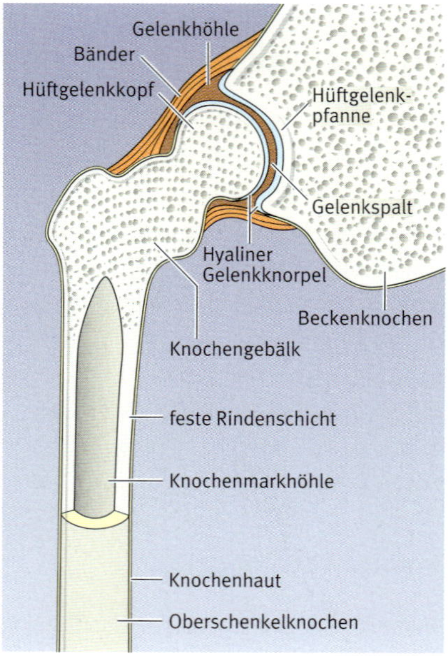

z. B. Sandstein. Die äußere Schicht des Knochens besteht aus einer dichten, festen *Rindenschicht*, die wiederum von einer dünnen Hülle, der *Knochenhaut*, überzogen ist. Im Inneren findet sich ein schwammartiges Gewebe, die *Knochenbälkchen*. Dieses Gebälk ist aufgrund seiner Vernetzung sehr stabil, lässt den Knochen jedoch hohl wirken, es entsteht sozusagen eine Röhre. Daher werden die meisten Knochen als Röhrenknochen bezeichnet. Die Röhre und die Zwischenräume des Knochengebälks sind mit Knochenmark gefüllt, ein geleeähnliches, fetthaltiges Gewebe, welches für die Produktion der roten Blutkörperchen verantwortlich ist. Knochen sind also lebendiges Gewebe. Sie bestehen aus unendlich vielen Zellen, die über Blutgefäße mit Nahrung und Sauerstoff versorgt werden. Zeit ihres Lebens sind Knochen ständigen Umbauvorgängen unterworfen und passen sich im gewissen Rahmen den wechselnden Anforderungen an. Wenn wir auch Krafttraining zu diesen Anforderungen zählen, so hat ein kontinuierliches Trainingsprogramm zur Folge, dass das Knochengewebe dichter wird und der Knochen durch den Aufbau von Knochensubstanz insgesamt wesentlich an Stabilität gewinnt. Minderbelastung, Ruhigstellung oder Inaktivität führen zur Entmineralisierung und somit zum Abbau von Knochensubstanz. Den krankhaften Zustand nennt man Osteoporose.

Gut zu wissen!

Knochen können genauso trainiert werden wie Muskulatur. Der Aufbau von Knochensubstanz als Folge eines kontinuierlichen Krafttrainings geschieht jedoch wesentlich langsamer als bei den schneller »reagierenden« Muskeln.

Bewegung durch Gelenke

An einem Gelenk treffen immer mindestens zwei Knochen aufeinander. Die Verbindung kann unbeweglich oder beweglich sein. Eine unbewegliche Verbindung von Knochen findet sich z. B. am Schädel oder an den einzelnen, knöchern zusammengewachsenen Wirbeln des Kreuzbeins. Man bezeichnet diese auch als *unechte Gelenke*. Die beweglichen Verbindungen sind die, die wir allgemein als Gelenke bezeichnen. Im Fachjargon nennt man sie auch die *echten Gelenke*, z.B. das Knie- oder Hüftgelenk. Dabei sind zwei miteinander artikulierende Knochenenden immer mit *hyalinem Knorpel* überzogen, sodass eine glatte Oberfläche entsteht und die Reibung durch Bewegung weitestgehend herabgesetzt wird. Dieser Gelenkknorpel wird nicht, wie bei anderen menschlichen Zellen üblich, durch Blutgefäße ernährt. Die Versorgung mit Nährstoffen erfordert, ähnlich wie bei einem Schwamm, einen ständigen Wechsel zwischen Be- und Entlastung: In Ruhephasen kann sich der Knorpel mit der notwendigen Flüssigkeit und mit Nährstoffen vollsaugen, bei Belastungsphasen wird er ausgepresst und gibt die Abfallprodukte wieder ab. Sportliche Betätigung führt demnach zu einer Neubildung von Knorpelzellen und zu einer Verdickung beziehungsweise Verbreiterung der Knorpelfläche. Zwischen den Knorpelflächen zweier Knochen liegt ein kapillärer Spalt (*Gelenkspalt*). Eine *Gelenkkapsel* bildet die Hülle für das Gelenk und schließt die *Gelenkhöhle* nach außen hin luftdicht ab. Die Kapsel besteht aus zwei Schichten: einer äußeren aus festem Bindegewebe und einer inneren, welche die Gelenkflüssigkeit produziert. Diese so genannte Gelenkschmiere ernährt den Knorpel und sorgt zusätzlich für eine verminderte Reibung der Gelenkflächen. Zusätzlich sorgen *Bänder* für die passive Stabilität der Gelenke, sie sind auch für die Begrenzung von Gelenkbewegungen mitverantwortlich. Die aktive Stabilität wird von den Muskeln übernommen.

Unsere Muskeln

Das Muskelsystem, genauer gesagt die Skelettmuskulatur, besteht aus mehr als 400 verschiedenen Muskeln. Zusammen mit den Muskelsehnen bilden sie den *aktiven Bewegungsapparat*. Bei den Frauen machen sie 25–35 Prozent des Gesamtkörpergewichts aus, bei den Männern dagegen 40–50 Prozent. Sie haben ganz spezielle Aufgaben. Durch den ständigen Tonus einiger Muskeln (Muskeltonus = Spannungszustand innerhalb eines Muskels) wird einerseits unsere Statik aufrecht erhalten, zum anderen können wir Muskeln willentlich kontrahieren, um uns zu bewegen. Muskeln sind also nicht nur für bestimmte Bewegungen, wie wir sie verstehen, verantwortlich, sie sind auch der Garant für unsere manchmal mehr, manchmal weniger aufrechte Körperhaltung. Allein das Geradestehen erfordert es, dass sich eine Vielzahl von Muskeln ständig in Aktion – in einem bestimmten Tonus – befinden.

Formen und Arten der Muskulatur

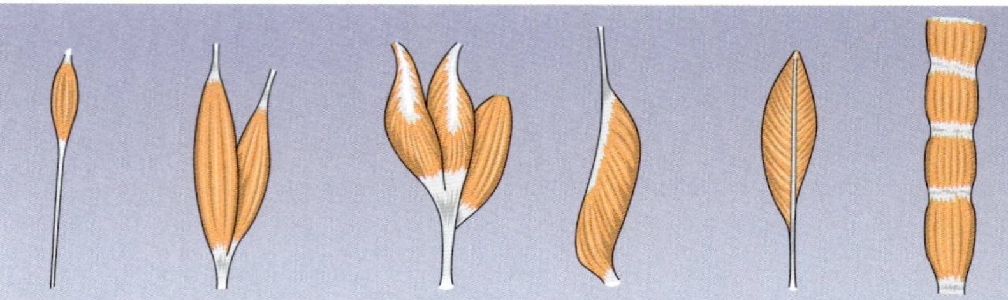

Einköpfiger spindelförmiger Muskel, z. B. M. sartorius | Zweiköpfiger spindelförmiger Muskel, z. B. M. biceps brachii | Dreiköpfiger spindelförmiger Muskel, z. B. M. triceps brachii | Einfach gefiederter Muskel, z. B. M. semimembranosus | Zweifach gefiederter Muskel, z. B. M. peronaeus longus | Mehrbäuchiger Muskel, z. B. M. rectus abdominis

Muskelarten

Betrachtet man die Muskulatur des Körpers allgemein, unterscheidet man drei verschiedene Arten:

1. Die so genannte *glatte Muskulatur* der inneren Organe,
2. die *Herzmuskulatur* und
3. die *Skelettmuskulatur*.

In unserem Fall ist die Skelettmuskulatur die interessanteste Muskelart. Neben dem allgemeinen Knochenbau kann sie uns bei entsprechender Ausprägung zu einer attraktiven Körperform verhelfen. Eine intakte Muskulatur hält, wie schon erwähnt, unseren Körper aufrecht und bewegt ihn. Sie ist also im Gegensatz zum Skelett eine aktive Struktur. Wir können sie willentlich steuern. Die glatte Muskulatur der Organe, beispielsweise im Darm, welche die Nahrung weitertransportiert, und die Herzmuskulatur, zuständig für die Blutzirkulation, arbeiten unwillkürlich, automatisch. Sie unterliegen keiner bewussten Steuerung durch den Willen.

Aussehen und Form der Skelettmuskeln sind außerordentlich verschieden. Als Erstes lassen sich *spindelförmige*, auch parallelfaserige Muskeln genannt, und *gefiederte* Muskelformen unterscheiden. Sie können über ein, zwei oder mehrere Gelenke laufen (ein-, zwei- oder mehrgelenkige Muskeln) und somit nur für eine einzige Bewegung verantwortlich sein oder an komplexen Bewegungen teilhaben. Der längste Muskel ist der Schneidermuskel. Er erstreckt sich vom Becken über die Vorderseite der Hüfte bis zum Schienbein unterhalb des Knies. Spindelförmige Muskeln können sich in ihrer Länge wesentlich mehr verkürzen als gefiederte. Man findet sie deshalb überall dort, wo weite und ausladende Bewegungen stattfinden. Anhand der Grafik oben auf dieser Seite erkennen Sie, dass spindelförmige Muskeln ein, zwei oder mehrere so genannte Muskelbäuche haben können. Die gefiederten Muskeln lassen sich zusätzlich in einfach und zweifach gefiederte unterscheiden.

Faszinierende Bauweise

Der Skelettmuskel besteht wie jedes unserer Organe aus einer Vielzahl von Zellen, den *Muskelfasern*, die durch Bindegewebe zu *Muskelfaserbündeln* zusammengefasst sind. Mehrere Bündel ergeben einen *Muskelstrang*, mehrere Stränge den ganzen Muskel. In der Abbildung rechts wurde aus einem Muskel ein einziges Muskelfaserbündel herausgenommen. Würde man nun diesem Bündel eine einzige Faser entnehmen, entspräche diese der *Muskelzelle*.
Ihr Durchmesser beträgt lediglich 50–100 µm (1 µm = 1 tausendstel Millimeter). Im Gegensatz zu einer normalen Körperzelle enthält eine Muskelzelle nicht nur einen, sondern viele *Zellkerne*, die nicht *in*, sondern randständig *an* der Zelle liegen. Eine Muskelfaser wiederum, also die Zelle, besteht aus 100 bis mehreren 1000 parallel verlaufenden *Myofibrillen*. Sie sind die eigentlich entscheidenden Bestandteile der Muskulatur, da sie sich aus tausenden von kontraktilen *Muskelfilamenten* zusammensetzen. Sie ziehen sich in Längsrichtung von einem Ende der Muskelfaser zum anderen zusammen. Vergrößert man das Mikroskop noch weiter, erkennt man die kleinste Einheit einer Myofibrille: das *Sarkomer*. Dort haben zwei verschiedene Muskelfilamente »Schwerstarbeit« zu leisten, nämlich die *dicken Myosinfilamente* und die *dünnen Aktinfilamente*. Diese Sarkomer bildenden Filamente werden durch die so genannten *Z-Linien*, auch Z-Streifen genannt, an beiden Enden von den benachbarten Sarkomeren getrennt. Viele Sarkomere ergeben demnach eine Myofibrille.

Schematische Darstellung der Struktur eines Skelettmuskels

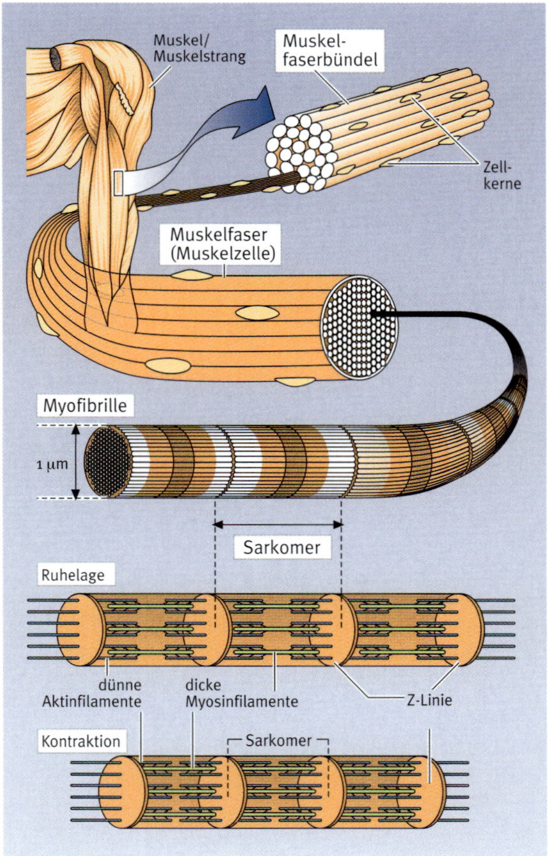

Man muss zugeben, dass dies alles schon so klein ist, dass wir es uns kaum noch vorstellen können. Aber ist es nicht trotzdem interessant? Betrachten wir deshalb die soeben erwähnte Schwerstarbeit noch etwas genauer.

Die Kontraktion

Die wirklich unglaublich dünnen Filamente (Aktin und Myosin) gehen also, sofern wir dies »befehlen«, eine besondere Beziehung ein. Im völlig entspannten Zustand der Muskulatur liegen sie sehr streng geordnet und ruhig nebeneinander. Bei einer Kontraktion dagegen gleiten die Filamente ineinander und bewirken so die Verkürzung des Muskels, wir leiten also eine Bewegung ein. Dazu muss man deutlich machen, dass wir beim Armbeugen, um z. B. aus einer Tasse trinken zu können, natürlich nicht bewusst daran denken, den richtigen Muskel zu aktivieren. Vielmehr wollen wir einfach die Tasse zum Mund führen. Dies ist jedoch schon der willentliche Befehl für den entsprechenden Muskel.

Das soeben erwähnte Ineinandergleiten der Filamente geschieht dabei keineswegs sehr fließend. Es sind vielmehr zahlreiche kleine Verkürzungen, die in ihrer Summe Bewegung verursachen. Eine einzige kleine Verkürzung nennt man auch *Ruderbewegung*. Es ist ähnlich wie beim elektrischen Strom, auch dieser fließt eigentlich nicht kontinuierlich, sondern impulsartig. Die Strecke, die die Filamente bei einer einzigen Ruderbewegung zurücklegen, ist so minimal, dass erst die Summe aller Filamentbewegungen eines Muskels eine sichtbare und gleichmäßige Bewegung verursacht. Diese Ruderbewegung wiederholt sich bis zu 50-mal pro Sekunde und so schnell, dass die Bewegung fließend erscheint. Auch der Stromimpuls ist so schnell, dass eine Glühbirne permanent und gleichmäßig leuchtet und nicht flackert. Für die Ruderbwegung innerhalb des Muskels sind die Myosinköpfchen verantwortlich, welche sich am Aktin in hoher Geschwindigkeit anheften, dadurch das Myosinfilament nach vorn ziehen, wieder lösen, wieder anheften, ziehen usw. Man sagt auch *Gleittheorie* dazu.

Ruderbewegung der Myosinköpfchen bei einer Muskelkontraktion = Gleittheorie

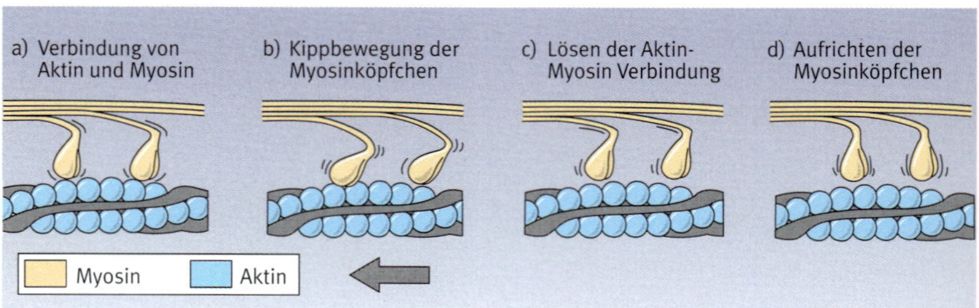

Bewegung durch Muskeln

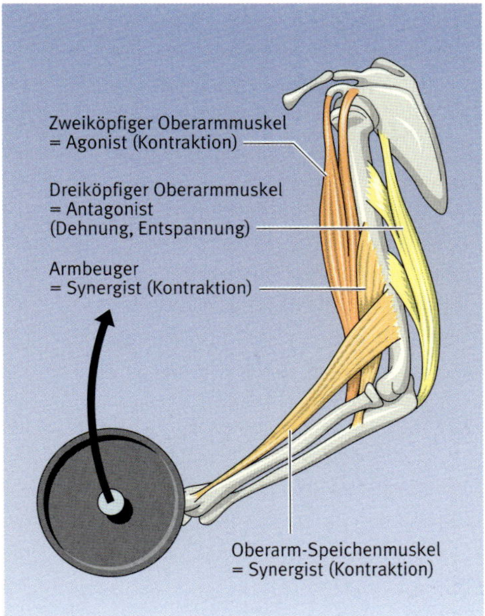

Das harmonische Zusammenspiel verschiedener Muskeln am Beispiel der Armbeugebewegung

Jeder Muskel geht an seinem Anfang und seinem Ende in mindestens eine *Sehne* über. Diese Sehnen stellen die festen Verbindungen der Muskeln zu den Knochen dar. Sie bestehen aus straffem kollagenem Bindegewebe. Wären die Muskeln über die Sehnen nicht an den Kochen befestigt, könnte keine Bewegung stattfinden. Natürlich könnten wir dann auch nicht aufrecht stehen oder gerade sitzen. Wie ein leerer Sack würden wir in der Ecke liegen. Die Sehnen übertragen demnach den Muskeltonus oder die willentliche Muskelkontraktion auf die Knochen und ermöglichen so unsere Statik und die Gelenkbewegung.

In der Regel wird eine Bewegung nicht nur durch die Kontraktion eines einzigen Muskels ausgelöst. Es ist vielmehr das Zusammenspiel mehrerer Muskeln. Bleiben wir beim Beugen des Armes. In der Grafik rechts oben sind die für die Armbeugung wichtigsten beteiligten Muskeln aufgezeigt. Wir erkennen vier Muskeln, und es werden Begriffe wie *Agonist, Antagonist* und *Synergist* verwendet. Alle abgebildeten Muskeln ergeben für die Bewegung »Armbeuge« eine funktionelle Muskelgruppe, eine Muskelkombination also, die für diese Armbeugung verantwortlich ist. Bei einer anderen Bewegung bilden folgedessen andere Muskeln eine funktionelle Gruppe. Wenn wir den Arm beugen wollen, müssen sich Muskeln kontrahieren. Dabei übernehmen bestimmte Muskeln die Hauptarbeit (Agonisten) und werden von anderen dabei unterstützt (Synergisten). Entgegengesetzt müssen sich aber weitere Muskeln entspannen oder dehnen (Antagonisten), da diese die Bewegung sonst blockieren würden. Die harmonische Abstimmung von Spannung und Entspannung der an einer Bewegung beteiligten Muskeln garantiert uns einen harmonischen Bewegungsfluss. Diese harmonische Abstimmung nennt man *intermuskuläre Koordination*, das Wechsel- und Zusammenspiel mehrerer Muskeln.

Agonisten sind Muskeln, die eine gewünschte Bewegung ausführen, indem sie kontrahieren, sich zusammenziehen. Sie übernehmen die Hauptarbeit einer Bewegung. In unserem Beispiel beugt der *zweiköpfige Oberarmmuskel* den Arm im Ellbogengelenk.

Antagonisten sind Muskeln, die sich entspannen oder verlängern (dehnen), um eine bestimmte Bewegung zuzulassen. Bei der Armbeugebewegung muss sich also der dreiköpfige Oberarmmuskel, der sich auf der Rückseite des Oberarmes befindet, verlängern, damit man den Unterarm nach oben bewegen kann. Würde er sich ebenfalls kontrahieren, würde er diese Bewegung behindern.

Synergisten sind Muskeln, welche die Arbeit des Agonisten (Hauptarbeitsmuskel) unterstützen. In unserem Fall helfen der Oberarm-Speichenmuskel und der Oberarmmuskel, den Arm im Ellbogengelenk zu beugen.

Intermuskuläre Koordination ist die harmonische Aktivitätsabstimmung der an einer Bewegung beteiligten Muskeln. Fließende und ökonomische Bewegungen beruhen also stets auf einer optimalen Kraftentfaltung des Agonisten, einer funktionierenden Tüchtigkeit der Synergisten und einer guten Dehnfähigkeit beziehungsweise Entspannungsfähigkeit der Antagonisten (harmonisches Wechsel- und Zusammenspiel).

Alles in allem kann diese Zusammenarbeit mit einer Baustelle verglichen werden. Der Vorarbeiter trägt mit seinen Hilfskräften ein schweres Bauteil von einer Stelle zur anderen. Andere Bauarbeiter, die im Weg stehen, müssen Platz machen. Alle zusammen bilden ein Team. Wie bei den Muskeln können so bestimmte Arbeiten ökonomischer und viel leichter bewältigt werden. Ein Einzelner würde diese Arbeit nicht schaffen. Bei der Parallelschaltung, also bei der Zusammenarbeit mehrerer Muskeln ist dies genauso.

Bewegungsmangel und einseitige Belastungen im Alltag, z. B. stundenlanges Sitzen am Schreibtisch, können zu einer Störung dieser Zusammenarbeit führen. Das daraus resultierende Ungleichgewicht innerhalb einer Muskelkette ist gemeinhin als *muskuläre Dysbalance* bekannt.

Muskeln in Balance

In der Gymnastik, im Gesundheitssport oder im Kraftsport gibt es wohl kaum einen Begriff, der in den letzten Jahren mehr thematisiert wurde als die muskuläre Dysbalance. In unserer heutigen bewegungsarmen Umwelt geschieht dies auch zu Recht.

Gut zu wissen!
Unter einer muskulären Dysbalance versteht man ein Ungleichgewicht innerhalb einer Muskelkette. Die Muskeln sind hierbei in punkto Kraft und Dehnfähigkeit ungleichmäßig ausgebildet. Krafttraining kann gezielt dazu beitragen, Muskeln in Balance zu bringen.

Muskuläre Dysbalancen können auftreten:

- zwischen Agonist und Antagonist
- zwischen den an einer Bewegung beteiligten Muskeln
- zwischen linker und rechter Körperhälfte
- zwischen linker und rechter Extremität

Wie entsteht jedoch ein muskuläres Ungleichgewicht? Einerseits kann es bereits im Kindesalter auftreten. Langes und bewegungsarmes Sitzen in der Schule, inaktive Freizeitgestaltung sowie fehlende Motivation und Hinführung an ein bewegungsreiches Leben forcieren die klassischen Haltungsschwächen Rund-, Hohl- oder Flachrücken. Andererseits sind auch jugendliche oder erwachsene Menschen nicht davor gefeit, dass ihre Muskeln aus dem Gleichgewicht geraten. Entweder tragen sie das Ungleichgewicht aus dem frühen Kindesalter bis ins Jugend- und Erwachsenenalter hinein, oder erst später auftretende dauerhafte Fehlbelastungen in Beruf und Freizeit lassen Dysbalancen entstehen. Auch immer wiederkehrende einseitige sportliche Belastungen, wie sie etwa beim Tennis oder Kegeln auftreten, können Auslöser für ein fehlendes muskuläres Gleichgewicht sein. Demnach können auch scheinbar gesunde und fitte Freizeitsportler davon betroffen sein.
Allgemein beruht das Thema »muskuläre Dysbalance« auf relativ komplexen wissenschaftlichen Hintergründen, die sich an dieser Stelle sicherlich nicht befriedigend erörtern lassen. Dennoch sollen im Rahmen dieser Lektüre die klassischen und sehr häufig anzutreffenden *Haltungsschwächen* niemandem vorenthalten werden. Da das »sanfte Krafttraining« sehr eng mit der eigenen Gesundheit und Gesunderhaltung in Verbindung steht, ist es notwendig, bereits im Vorfeld zu erkennen, ob man eventuell sogar selbst von einer Haltungsschwäche betroffen ist. Verstehen Sie eine Haltungsschwäche nicht als Krankheit! Schließlich lässt jeder einmal die »Schultern hängen«, wenn er einen

anstrengenden Arbeitstag hinter sich gebracht hat, oder man ist »geknickt«, wenn man eine schlechte Nachricht erhält. Dies sollte jedoch kein Dauerzustand werden! Ist man sich einer guten Haltung bewusst, kann man sich sehr schnell wieder ins eigene Lot bringen. Anders verhält es sich, wenn sich eine vorübergehende Haltungsschwäche zum Dauerzustand entwickelt. Dann ist wirkliche Vorsicht geboten! Eine dauerhaft schlechte Haltung kann sich im Laufe der Jahre zu einem echten *Haltungsschaden* entwickeln, bei dem sich dann die knöchernen Strukturen, vorwiegend im Wirbelsäulenbereich, irreparabel verändern. Verständlicherweise muss man vor allem während der Wachstumsphase des Körpers aufmerksam sein, da sich die Knochen noch nicht fertig entwickelt haben und die knöchernen Strukturen auf Fehlbelastungen sehr viel sensibler reagieren als bei einem ausgewachsenen Menschen. Im Alter besteht diese Gefahr erneut, wenn aufgrund von Inaktivität die Muskeln deutlich abbauen und die Knochendichte abnimmt. Mit einem ausgewogenen »sanften Krafttraining« kann man jedoch in jeder Phase seines Lebens einen gesunden Muskel- und Knochenapparat erhalten und einem Haltungsverfall vorbeugen.
Dieses Kapitel soll demnach auch dazu dienen, eine eigene anatomische Grobanalyse zu erstellen, um bei Bedarf mit entsprechenden Übungen aus dem Übungskatalog ab Seite 53 zu reagieren.
Im Zweifelsfall empfiehlt es sich jedoch immer, einen orthopädischen Facharzt zu besuchen, der mit modernen Apparaturen und entsprechenden Messverfahren sehr genaue anatomische Raster erstellen und passende Maßnahmen oder Übungen empfehlen kann.

Wichtig:
Allgemein sollte niemand sein Trainingsprogramm ausschließlich gegen eine bestimmte Haltungsschwäche gestalten, sondern vielmehr auf eine ausgewogene Gesamtkörpermuskulatur achten.

Die Normalhaltung

In der Normalhaltung befindet sich die Wirbelsäule in ihrer natürlichen Doppel-S-Krümmung. Die Skelettmuskulatur ist gleichmäßig ausgebildet, und die passiven Strukturen des Bewegungsapparates (Knochen, Gelenke und Bänder) werden ausgewogen belastet. Zur Selbstbestimmung eignet sich der Lotlinientest. Dazu wird eine Schnur am unteren Ende mit einem Gewicht beschwert. Das obere Ende wird in Höhe des Ohrläppchens gehalten. Von der Seite aus gesehen verläuft die Schnur vom Ohr über das Schultergelenk an der Wirbelsäule entlang nach unten, am Hüft- und Kniegelenk vorbei bis zur Mitte des Fußes. Am besten ist es, wenn Sie einen Partner um Hilfe bitten, der mit

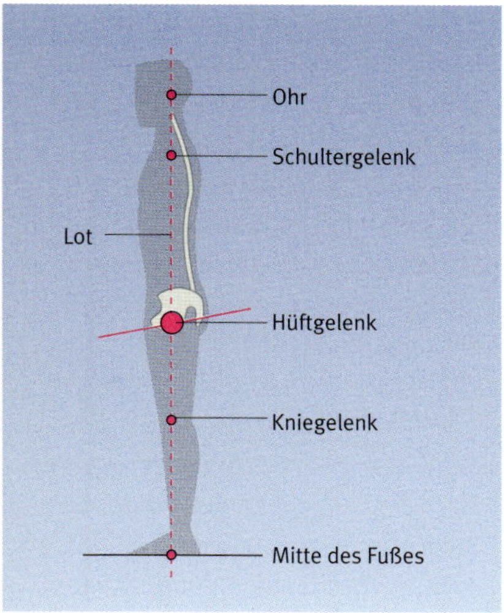

Ermittlung der Haltung durch den Lotlinientest

diesem Test Ihre Haltung überprüft. Stehen Sie nämlich zur Selbstkontrolle vor einem Spiegel, passiert es relativ leicht, dass Sie sich automatisch übertrieben gerade hinstellen und dadurch eine objektive Beurteilung schwer fällt.

Die Haltungsschwächen

Neben den bereits erwähnten Risikofaktoren Bewegungsmangel, Fehlbelastungen und Inaktivität tragen in einigen Fällen auch angeborene Anomalien im Bereich des passiven Bewegungsapparates, insbesondere der Wirbelsäule, dazu bei, dass unsere Haltung gelegentlich aus der Norm fällt. Dabei klingt eine »angeborene Anomalie« nun ziemlich beängstigend. Mit dem gleichen Atemzug möchte ich Sie aber beruhigen! Denn die Norm der Normalhaltung entspricht nur in den seltensten Fällen der Realität. Wer hat schon Beine, die auf den Millimeter genau gleich lang sind, oder zwei Körperhälften, die sich wie ein Ei dem anderen gleichen? Sogar das scheinbar perfekte Model auf dem Laufsteg hat be-

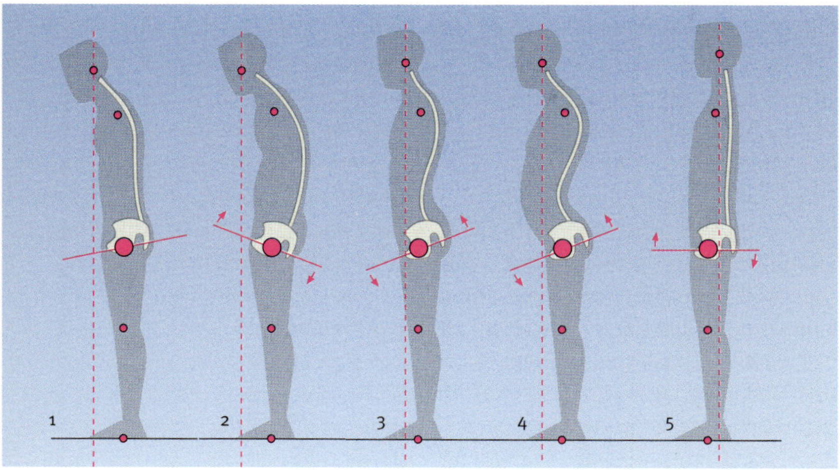

Übersicht der Haltungsschwächen:
1 Rundrücken
2 Totalrundrücken
3 Hohlrücken
4 Hohlrundrücken
5 Flachrücken

stimmt zwei unterschiedlich lange Arme. Diese minimalen Abweichungen sind nicht weiter bedenklich, solange sie uns im Alltag nicht beeinträchtigen oder im Laufe der Jahre einseitige Abnutzungserscheinungen – besonders der Gelenkknorpel – nach sich ziehen.

Der Rundrücken

Beim Rundrücken liegt eine verstärkte Brustkyphose vor (Kyphose = Wirbelsäulenkrümmung nach hinten). Der Brustkorb ist mehr oder weniger eingesunken, und die Schultern fallen nach vorn. Bei übermäßig ausgeprägtem Rundrücken können die Schulterblätter als so genannte »Flügelschultern« am Rücken hervortreten, was des öfteren bei Kindern im Schwimmbad gut zu erkennen ist.

Der Totalrundrücken

Beim Totalrundrücken sind, neben den Merkmalen des Rundrückens, weitere Strukturen betroffen. Der ganze Körper befindet sich in einer veränderten Gesamtstatik, was zu einem ausgeprägten muskulären Ungleichgewicht führt. Man erkennt deutlich das aufgerichtete Becken (Beckendrehung nach hinten), die fehlende Doppelkrümmung der Wirbelsäule und den eingesunkenen Brustkorb. Durch die Einengung des Brustkorbes von allen Seiten fällt die Atmung häufig schwer.

Der Hohlrücken

Beim Hohlrücken, oft Hohlkreuz genannt, liegt eine verstärkte Lordose im Bereich der Lendenwirbelsäule vor (Lordose = Wirbelsäulenkrümmung nach vorn). Das Becken ist deutlich gekippt (Beckendrehung nach vorn). Vom Hohlkreuz sind oftmals Frauen betroffen, die diese Haltung aufgrund des Tragens von zu hohen Schuhen einnehmen müssen. Die dauerhafte Veränderung der Körperstatik in dieser Form kann zu unangenehmen Rückenbeschwerden im Lendenbereich führen, da die Bandscheiben unnatürlich und nicht gleichmäßig belastet werden.

Der Hohlrundrücken

Der Hohlrundrücken ist die klassische Steigerung des Hohlkreuzes. Er stellt praktisch die Kombination aus Hohl- und Rundrücken dar. Oft ist der Kopf deutlich nach vorn geneigt, der Bauch steht etwas hervor. Da hier, wie beim Totalrundrücken, die gesamte Statik des Körpers verschoben ist, kann es auf Dauer zu massiven Beeinträchtigungen (Atembeschwerden, Schmerzen im Lenden- und/oder Brustbereich) kommen, worunter natürlich auch eine gute Lebensqualität leidet.

Der Flachrücken

Beim Flachrücken fehlt die natürliche S-Krümmung der Wirbelsäule, nicht selten erscheint der Rücken gerade wie ein Brett. Das Becken ist unnatürlich stark aufgerichtet. Durch die fehlende Krümmung der Wirbelsäule kommt es zu einer Verminderung der abfedernden Funktion und damit zu einer geringeren dynamischen Beanspruchbarkeit der Wirbelsäule. Vermeiden Sie übertriebene oder lang anhaltende Lauf- oder Sprungbewegungen.

Die seitliche Haltungsabweichung (Skoliose)

Wird der Körper frontal betrachtet und erkennt man dabei einen asymmetrischen Verlauf der Körperkonturen, bezeichnet man dies als *seitliche Haltungsabweichung*. Die Schultern sind ungleich hoch, das Becken kippt nach rechts oder links. Neben unterschiedlichen Beinlängen können auch chronische einseitige Belastungen in Verbindung mit einer schwachen Muskulatur – bedingt durch Bewegungsmangel – verantwortlich sein. Geringfügige seitliche Haltungsabweichungen treten vorübergehend jedoch bei jedem Menschen auf. Man denke nur an eine schwere Einkaufstasche, welche man in einer Hand trägt, oder den schweren Schulranzen, der nicht wirbelsäulengerecht auf den Rücken geschnallt wird oder werden kann. Interessant erscheint, dass nur etwa 10 Prozent der Bevölkerung eine kerzengerade Wirbelsäule haben und bei nur genauso vielen Menschen beide Beine wirklich gleich lang sind. Mit der gezielten Kräftigung der Muskulatur kann man diese »Schräglagen« jedoch

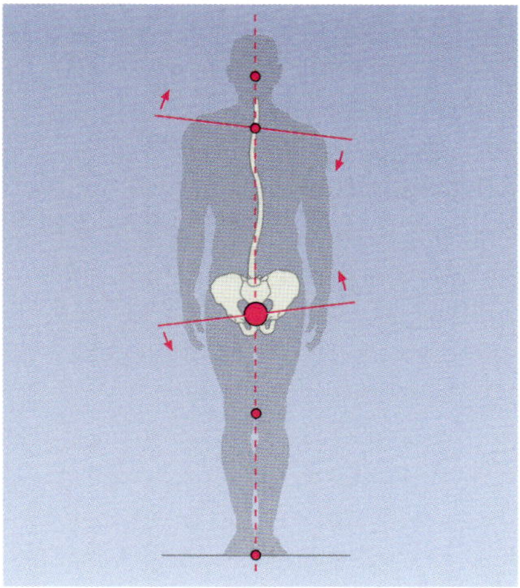

Seitliche Haltungsabweichung

problemlos kompensieren. Ist nun zusätzlich zur seitlichen Verbiegung die Wirbelsäule in sich verdreht oder verwrungen, spricht man von einer *echten Skoliose*.

Wie die Gene so die Muskeln

Sie wissen jetzt, dass Muskeln Grundlage jeglicher Bewegung sind. Auch haben Sie den Aufbau der Muskeln und die Funktionsweise kennen gelernt und wissen, dass Muskeln oftmals für eine gute oder schlechte Haltung verantwortlich sein können. Um die Informationen über das menschliche Muskelsystem zu vervollständigen, soll zuletzt noch die Frage beantwortet werden, was *langsame* und *schnelle Muskelfasern* sind. Aus diesen beiden Typen nämlich setzt sich unsere Skelettmuskulatur hauptsächlich zusammen.

Langsame Muskelfasern

Sie heißen auch »Slow-twitch-Fasern«, »ST-Fasern« oder »rote Fasern«. Sie sind der langsam zuckende Typ. Aufgrund der besseren Versorgung mit Sauerstoff, was zur Energieproduktion notwendig ist, arbeiten die roten Fasern vermehrt unter *aerober* Energiegewinnung. Sie werden schon bei geringen Krafteinsätzen innerviert, können insgesamt aber wenig Kraft entwickeln. Sie dienen eher lang anhaltenden Bewegungen oder Bewegungsaufgaben, wie sie z. B. beim Ausdauertraining vorkommen. Weiterhin haben sie vor allem stützmotorische Aufgaben und sind demnach für unsere aufrechte Haltung unentbehrlich.

Schnelle Muskelfasern

Man nennt sie auch »Fast-twitch-Fasern«, »FT-Fasern« oder »weiße Fasern«. Sie sind die schnell zuckenden Muskelfasern und erbringen ihre Leistung vorwiegend ohne Sauerstoff, also im *anaeroben* Bereich. Aus diesem Grund neigt dieser Typ auch schneller zur Übersäuerung. Bei intensiven Belastungen wird er rasch müde. Die weißen Fasern werden hauptsächlich für hohe Krafteinsätze (intensiveres Krafttraining) und schnelle Bewegungen (Sprints) aktiviert.

Intermediärtyp

Dieser Typ ist eine Zwischenform, dessen Stoffwechsel sowohl aerob als auch anaerob erfolgen kann. Wir benötigen sie für mittlere Krafteinsätze. Der intermediäre Fasertyp macht allerdings nur einen sehr geringen Teil unserer Muskulatur aus.

Das Verhältnis aller Muskelfasertypen ist genetisch in jedem von uns festgelegt. So eignet sich eine Person mit mehr langsamen Muskelfasern eher zum Langstreckenläufer, eine mit mehr schnellen Fasern besser für die kurze Strecke. Die genetische Muskelverteilung trägt auch dazu bei, ob wir eine eher schlaksige Statur haben oder eher athletisch gebaut sind. Vergleichen Sie dazu einfach einmal einen Marathonläufer mit einem »geborenen« Sprinter.
Für unser »sanftes Krafttraining« ist es gut zu wissen, dass ein Mensch mit einem vermehrten Anteil an langsamen Muskelfasern viel schwieriger Muskeln aufbauen kann als ein Mensch mit einem großen Anteil an schnellen Muskelfasern. Bei den meisten von uns finden sich aber etwa gleich große Anteile an ST- und FT-Fasern. Das Verhältnis beider Fasern kann durch Krafttraining vermutlich nicht wesentlich verändert werden, wohl aber der prozentuale Flächenanteil, was sich wiederum auf ein muskelaufbauendes Krafttraining positiv auswirkt. Klare wissenschaftliche Aussagen liegen jedoch noch nicht vor.

Was »essen« unsere Muskeln?

Unsere Muskeln sind wahre Fressmaschinen, wenn wir sie gezielt aktivieren, also Sport treiben. Vergleichen Sie unser Muskelsystem mit einem Föhn. Dieser bleibt immer ein Föhn, auch wenn er unbenutzt im Regal liegt. Steckt man ihn jedoch an eine Steckdose an, erhält er die benötigte Energie, die er in Wärme und in die Bewegung des Ventilators umsetzen kann. Ähnlich, doch natürlich etwas komplexer, verhält es sich mit dem menschlichen Organismus. Unser Körper ist ebenfalls auf Energie angewiesen, benötigt sozusagen Strom, damit er seine lebensnotwendigen Funktionen aufrecht erhalten kann, und erst recht, wenn wir ihn bewegen wollen, trainieren wollen.
Bei körperlicher Belastung wird die Energie durch Verbrennung (Oxidation) von Kohlenhydraten (Glukose, Glykogen), Fetten (freie Fettsäuren) und manchmal auch aus Eiweiß (Aminosäuren) gewonnen. Welche Substanzen gerade vom Körper genutzt werden, hängt in besonderem Maße vom Ernährungs- und Trainingszustand unseres Organismus und der zur Verfügung stehenden Sauerstoffmenge ab. Der Anteil der verwendeten Nährstoffe ist demnach nicht konstant, sondern wechselt je nach der bestehenden Situation. Sogar beim Halten eines Buches, wenn Sie auf der Couch liegen, sind die Muskeln aktiv und benötigen Energie. Allerdings nicht so viel, als wenn Sie einen Ausdauerlauf machen würden. Ein Föhn läuft schließlich auch auf verschiedenen Stufen. Je höher diese Stufe ist, desto mehr Strom verbraucht er.
Das Prinzip der Energiegewinnung beim Menschen besteht darin, die Grundnährstoffe, die wir über die Nahrung zu uns nehmen, in immer kleinere Bestandteile zu zerlegen und möglichst vollständig zu verbrennen. Die entstehende Energie verwenden wir unter anderem zur Muskelkontraktion. Hierbei entstehen Abfallprodukte wie Harnstoff, Kohlenstoff oder Wasserstoff, die über die Harnröhre, die Haut oder die Atemluft abgegeben werden. Nehmen wir allerdings zu viel Nahrung zu uns, werden wir unweigerlich an Gewicht zulegen. Es gilt, eine Balance zwischen Kalorienaufnahme und -verbrauch zu schaffen. Man sagt auch, die »Energiebilanz« muss stimmen. Wertvolle Hinweise dazu finden Sie in weiterführender Literatur.
Als universelle Energiequelle unserer Muskulatur gilt das ATP (Adenosintriphosphat). Durch einen chemischen Prozess wird dem ATP ein Phosphatmolekül abgespalten. Diese Abspaltung setzt Energie frei. Der muskeleigene ATP-Vorrat ist jedoch sehr begrenzt und reicht bei maximalen Muskelkontraktionen nur für wenige Sekundenbruchteile. Würde kein weiteres ATP produziert werden, könnten wir uns praktisch nicht mehr bewegen, da kein »Sprit« mehr zur Ver-

fügung stünde. Unser Organismus ist jedoch in der Lage, auf verschiedenen Wegen weiteres ATP zu produzieren, und zwar auf aerobem oder anaerobem Weg (mit oder ohne Hinzunahme von Sauerstoff). Bei diesen Prozessen der Energiegewinnung wird praktisch ständig neues ATP produziert, welches für weitere Muskelarbeit zur Verfügung steht.

Die chemische Verbindung ATP und die Energiefreisetzung durch die Abspaltung von Phosphat

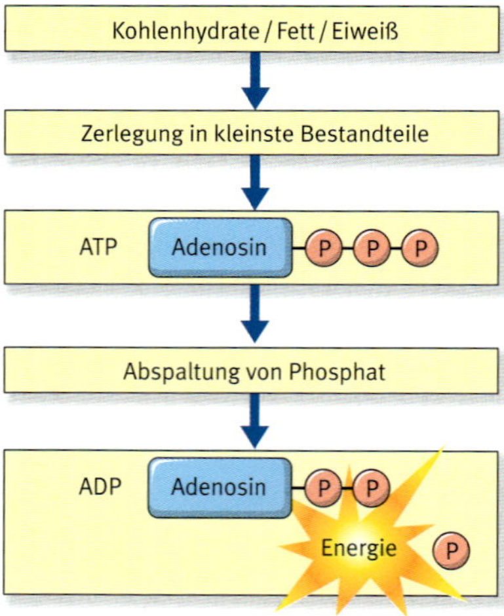

Sehr hohe Belastungen im Krafttraining werden vor allem durch die anaerobe Energiegewinnung bewältigt. Dabei fällt in Fachkreisen unweigerlich der Begriff *Laktat*, die Milchsäure. Bei übermäßiger Trainingsintensität wird der Muskel »sauer«, der Laktatspiegel steigt sehr hoch an. Eine starke Übersäuerung zwingt den Betroffenen meistens zum Trainingsabbruch. Beim gesundheitsorientierten, sanften Krafttraining gilt es, diese Laktatproduktion möglichst gering zu halten. Aus diesem Grund wird auf eine vollkommene muskuläre Ausreizung verzichtet. Die Belastung endet also deutlich vor der letztmöglichen Wiederholung.

Wichtig:
Vielerorts wird das Protein, also das Eiweiß, immer noch als »Betriebsstoff« (Energiequelle) angesehen. Dies ist allerdings falsch. Es ist »Baustoff« der Muskulatur! Bei einer ausreichenden Ernährung wird es deshalb nicht als Energiequelle herangezogen. Beim Krafttraining wird der Energiebedarf vielmehr aus dem Angebot an Kohlenhydraten gedeckt.

Muskeln – Märchen und Mythen

Über Muskeln wird seit vielen Jahren viel gesprochen. Natürlich entstehen dabei auch einige Weisheiten, die man immer und überall aufschnappen kann und die schneller als erwünscht die Runde machen. Viele von diesen gut gemeinten Informationen entpuppten sich im Nachhinein allerdings als Halbwahrheiten oder schlichtweg als falsch. Sie kursieren jedoch immer noch hartnäckig in der Welt der »Besserwisser« oder »Halb-Profis«. Damit Sie als informierter Sportler diesen Märchen nicht aufsitzen, sind die kuriosesten im Folgenden aufgelistet.

Krafttraining ist immer auch Body-Building

Dass Krafttraining grundsätzlich immer auch Body-Building bedeutet, ist eigentlich eher ein Vorurteil. Body-Building wird in der Literatur als ein Training bezeichnet, welches mit extrem hohen Gewichten durchgeführt wird und stets dicke Muskelberge zum Ziel hat. Diese Definition stammt aus den 1970ern, als der Fitnessbegriff noch in den Kinderschuhen steckte. Allerdings findet man auch heute noch ähnliche Definitionen in »sportwissenschaftlichen Lexika«. Der Begriff Krafttraining wird dem Body-Building oft vorschnell gleichgesetzt. Sofort verbindet man damit Superstar Arnold Schwarzenegger, kalte Studios mit schweren Hanteln aus Eisen oder sogar unerlaubte und körperschädigende Präparate für das schnellere Muskelwachstum. Doch die Zeiten ändern sich! Übersetzt man Body-Building wörtlich, bedeutet dies schlichtweg »Körperaufbau«. Auch werdende Mütter, die einen Gymnastikkurs für Schwangere besuchen, bauen doch ihren Körper auf, oder? Und auch der Rückenschmerzgeplagte in therapeutischer Behandlung will seinen Körper aufbauen, sich ein paar Rücken- und Bauchmuskeln antrainieren, damit seine Beschwerden vergehen. Jeder, der seine Muskeln trainiert, jeder, der seine Kraft verbessern will, betreibt Body-Building. Es ist einfach ein Training, mit dem man seinen Körper aufbaut, egal ob im Gesundheits-, Freizeit-, Reha-, Leistungs- oder Hochleistungsbereich. So gesehen ist Krafttraining dann doch wieder das Gleiche wie Body-Building.

Weiblichkeit ade

Viele Frauen meiden das Kraft- und Muskeltraining mit Hanteln oder an Geräten, da sie Angst vor zu dicken Oberarmen haben. Sie meiden den Kraftsport, da sie der Ansicht sind, Muskeln wirken unweiblich. Nun, setzt man Krafttraining wieder mit der gebräuchlichen Definition des Body-Buildings gleich und betrachtet man die »Damen« auf entsprechenden Meisterschaften, bin ich auch der Meinung, dass Muskeln nicht gerade weiblich sind. Allerdings darf man nicht vergessen, dass diese »Damen«, welche auf der Bühne um Punkte und Platzierungen kämpfen, täglich stundenlanges und härtestes Training absolvieren, fragwürdige Hormone zu sich nehmen, praktisch ständig auf irgendeiner Diät sind und das Training meist professionell ausführen. Für sie ist der Kraftraum das zweite Wohnzimmer.
Vergessen wir dies und widmen uns dem Typ Frau, der noch als Dame zu erkennen ist. Dieser Typ hat im Vergleich zum männlichen Geschlecht einen so niedrigen Testosteronspiegel, dass er nur sehr schwer wirklich dicke Muskeln aufbaut. Bei normalem Muskeltraining, wie wir es im Gesundheits- oder Freizeitbereich durchführen, sind jegliche Bedenken der Frauen unbegründet. Bei

den Vertreterinnen des weiblichen Geschlechts hat das Kraft- oder Muskeltraining eher eine Verbesserung der intra- und intermuskulären Koordination zur Folge. Die Muskeln werden also kräftiger, und das Gewebe festigt sich, jedoch ohne dass es gleich den Blusenärmel sprengt. Durch das Training wirken Bewegungen im Alltag und Sport geschmeidiger und können ökonomischer ausgeführt werden.

Muskelkater erwünscht

»Nur ein Training, bei dem man anschließend einen richtigen Muskelkater hat, war ein effektives Training.« Den meisten Trainern, die dies hören, läuft es eiskalt den Rücken herunter. Beim Muskelkater handelt es sich um Mikrotraumen (kleinste Verletzungen in der Muskelfaser), die aufgrund eines zu harten oder zu schweren Trainings entstehen. Die betroffenen Muskelpartien werden steif, sind druckempfindlich und schmerzhaft. Man ist nicht mehr in der Lage, seine volle Kraft zu entwickeln. Dieser unangenehme Zustand kann bis zu einer Woche anhalten, bis sich die Muskeln wieder vollständig erholt haben. Muskelkater ist also wirklich kein Zeichen eines »wirksamen« Trainings. Allerdings ist dies nicht immer vermeidbar, da vor allem nach langer Trainingspause, bei erstmaliger Aufnahme eines Trainings oder bei neuen und ungewohnten Bewegungen oder Belastungen (auch bei regelmäßig Sporttreibenden) fast immer Muskelkater auftritt. Dies darf jedoch kein Dauerzustand werden. Die Trainingsintensität soll stets so gewählt werden, dass Muskelkater möglichst nicht oder nur sehr gering auftritt. Passen Sie also Ihr Training immer Ihrem persönlichen Leistungsniveau an. Der anfängliche Muskelkater bei Einsteigern sollte völlig auskuriert werden (heiße Bäder oder Sauna helfen gut) und sich bei regelmäßigem Training möglichst nicht mehr melden.

Fett in Muskeln umwandeln

»Mit Krafttraining kann man sein Fett in Muskeln umwandeln.« Ja wirklich, das geht, allerdings erst dann, wenn jemand einen Zauberspruch erfindet, mit dem man auch Silber in Gold umwandeln kann. Fett und Muskeln haben nichts miteinander gemein, es sind zwei grundsätzlich unterschiedliche Gewebearten. Und genauso differenziert muss man sie »behandeln«. Mit Umwandeln geht hier gar nichts! Ihrem Fett gehen Sie am besten mit einem vernünftigen Ausdauertraining an den Kragen. Der Körper verbrennt es praktisch zu Energie. Ihre Muskeln können Sie nur mit Krafttraining auf Vordermann bringen. Ausdauertraining und Krafttraining – zwei unterschiedliche Trainingsformen für zwei unterschiedliche Gewebearten. Wenn Ihnen also jemand erzählt, dass mit diesem »neuartigen Gerät« Ihr Fett zu Muskeln wird, machen sie besser gleich einen großen Bogen um ihn.

Muskeln machen unbeweglich

Die Angst, mit zunehmender Muskulatur seine Beweglichkeit zu verlieren, ist absolut unbegründet. Nur wer es vernachlässigt, sich nach dem Training sorgfältig zu dehnen, verliert an Flexibilität. Dabei spielt es keine Rolle, ob jemand viel oder wenig Muskeln hat. Ein Extrembeispiel ist hier der Schauspieler Jean Claude van Damme, ein muskelbepackter Kino-Action-Held, der sich locker aus dem Stand heraus mit seinem großen Zeh am Kopf kratzen könnte.

Ohne Schweiß kein Preis

Ein altes Sprichwort, das allerdings nicht wörtlich genommen werden darf. Hier ist es ähnlich wie mit der Meinung über den Muskelkater. Viele Freizeitsportler sind der Ansicht, dass ein Training erst dann effektiv ist, wenn man ins Schwitzen kommt. Diese Ansicht ist jedoch falsch. Es ist ein natürlicher biologischer Prozess, dass Schweiß zum Temperaturausgleich an die Hautoberfläche transportiert wird. Ob jemand allerdings viel oder wenig schwitzt oder schneller oder langsamer, ist teilweise Veranlagungssache. Es gibt Spitzensportler, die schon nach wenigen Minuten richtig ins Schwitzen geraten, aber genauso solche, die auch nach einer Viertelstunde noch keinen Tropfen produziert haben. Im Freizeit- und Gesundheitssport ist das genauso. Eine schnelle Schweißproduktion hat also nichts mit wirksamem Training zu tun und ist auch kein Zeichen dafür, dass jemand eine schlechte Grundkondition hat. Effektives Training kann man auch ohne Schweiß betreiben. Hier müssen wir also wieder einmal unsere Genetik verantwortlich machen.

Nichts für »Alte«

Ich persönlich höre gar nicht mehr hin, wenn ein »Profi« behauptet, Krafttraining sei nicht für ältere Menschen geeignet. Wer so etwas sagt, ist mit seinem Wissen wohl im Jahre 1980 stehen geblieben. Zuallererst sollte man einmal fragen, was »alt« eigentlich ist. Wenn man sämtliche wissenschaftlichen Definitionen ignoriert, könnte eine Antwort lauten: Alt ist der, der sich alt fühlt. Und das sind wohl die wenigsten Menschen. Früher dachte man tatsächlich, durch Schonung und Ruhigstellung die Gesundheit im Alter erhalten zu können. Dies hat sich mittlerweile als vollkommen falsch erwiesen. Gerade ältere Personen können mit einem individuell dosierten Training enorm an Kraft gewinnen, gesund, mobil und selbstständig bleiben. Genügend Studien haben es bereits erwiesen. Mit einem gezielten Krafttraining kann also jederzeit begonnen werden. Ob mit 18 oder 80 Jahren, jeder kann davon profitieren!

Muskeln machen immer eine gute Figur

Muskeln formen unseren Körper bis zu einem gewissen Grad. Wenn allerdings die Fettschicht, welche sich unter unserer Haut befindet, so dick ist, dass man die Muskeln nicht erkennen kann, macht auch der besttrainierte Körper keine gute Figur. Nur die Kombination aus Kraft- und Ausdauertraining macht es möglich, dass man Muskeln aufbaut und sein überschüssiges Körperfett loswird. Erst dann können Muskeln auch eine gute Figur machen. Dabei sollte jeder für sich selbst bestimmen, wann eine Figur als »gut« zu bezeichnen ist, und sich niemals einen Prototyp von der Werbung und Industrie vorschreiben lassen.

Ein weiterer Faktor, der unsere Figur wesentlich beeinflusst, ist der anatomische Knochenbau. Wer breite Schultern hat, wirkt automatisch durchtrainierter, wer starke Knochen hat, macht einen athletischen Eindruck auch mit weniger Muskeln. Auch ein breites Becken oder lange Beine haben optischen Einfluss auf unsere figürliche Gesamterscheinung. Mit gezieltem Training kann man jedoch seine persönlichen Problemzonen auch hier kaschieren.

Teleshopping

Kein Produkt soll hier absichtlich oder öffentlich an den Pranger gestellt werden. Jedoch ist das Thema Teleshopping oder das Werben von bekannten Größen aus Sport und Showbusiness hochaktuell. Jeder muss selbst entscheiden, für welche Art der Beratung und welche Form des Produktkaufes er sich entscheidet. Seien Sie jedoch wachsam und kritisch gegenüber »Wundertrainingsmitteln« oder »Zaubergeräten«. Holen Sie sich stets weitere Meinungen ein und lassen Sie sich, soweit dies möglich ist, neutral beraten, bevor Sie für teures Geld fragwürdige Fitnessprodukte erwerben. Wenn ein Adonis mit den schönsten Bauchmuskeln der Welt für ein Produkt wirbt, welches Ihnen in vier Wochen ebensolche bescheren soll, bedeutet das noch lange nicht, dass dieses Gerät des Rätsels Lösung ist.

Anpassung des Körpers an das Training

Jeder menschliche Organismus lebt in einem stabilen Gleichgewicht. Dies ist notwendig, damit er überleben kann. Etliche, für uns nicht merkbare Aufbauvorgänge und Abbauprozesse spielen sich täglich in unserem Körper ab.

Es herrscht eine gewisse Balance, die *Homöostase*. Wenn wir nun trainieren, also unseren Körper Reizen aussetzen, stören wir dieses Gleichgewicht – eine zwar beabsichtigte, aber unbewusste Handlung unsererseits.

Als Homöostase bezeichnet man das Gleichgewicht der physiologischen Körperfunktionen, die zur Erhaltung unseres Daseins erforderlich sind.

Krafttraining, ob sanft oder hoch leistend, macht unsere Muskeln müde. Dies merkt jeder Trainierende dann, wenn bei einer beliebigen Übung jede Wiederholung immer schwerer wird. Dieser Reiz stellt eine »gewünschte Störung« unseres inneren Milieus dar, er ist der Auslöser für darauf folgende Anpassungserscheinungen in unserem Körper.

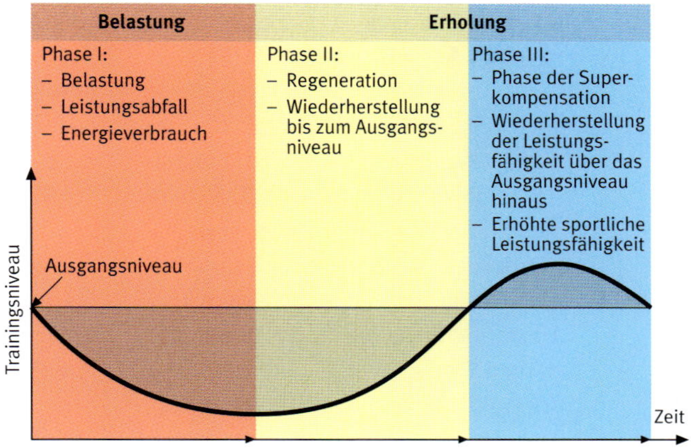

Das Prinzip der Superkompensation in ihren 3 Phasen

Diese Anpassung erfolgt stets in der Zeit *nach* dem Training, der Regenerations- oder Erholungsphase. Die verloren gegangene Substanz wird wieder ausgeglichen, sogar neue Depots werden angelegt. Die neuen Depots sind sozusagen unser Mehr an Kraft. Unsere Leistungsfähigkeit steigt. Diesen Trainingseffekt nennt man *Superkompensation*.

Während sportlicher Belastung kommt es kontinuierlich zum Leistungsabfall. Nach dem Training, also während der Regenerationsphase, steigt die energetische Leistungsfähigkeit wieder an und schießt über das Ausgangsniveau hinaus.
Man kann demnach die Superkompensation auch als »Prozess der überschießenden Wiederherstellung« bezeichnen.

Zur kontinuierlichen Verbesserung des persönlichen Trainingszustandes ist es notwendig, aufeinander folgende Trainingseinheiten jeweils in die Phase der Superkompensation (Phase 3) zu legen, da hier für eine gewisse Zeit eine erhöhte sportliche Leistungsfähigkeit vorliegt. Bleiben weitere Trainingsbelastungen aus, pendelt sich das Leistungsniveau wieder bis zum Ausgangsniveau ein.
Wird dagegen eine neue Trainingseinheit zu früh absolviert, also bereits in Phase 2, hat dies einen Leistungsabfall zur Folge, da der Erholungsprozess das Ausgangsniveau noch gar nicht erreicht hat. Deshalb müssen nach den einzelnen Trainingseinheiten Pausen eingelegt werden. Für uns bedeutet dies, dass gleiche Muskelgruppen durchschnittlich erst nach 36–48 Stunden erneut belastet werden sollten.

Sanftes Training mit System

Dieses Kapitel ist durchweg ein praktisches. Bevor allerdings die verschiedenen Krafttrainingsübungen vorgestellt werden, sollten Sie sich kurz darüber informieren, welche Möglicheiten der Gewichtsbelastung uns zur Verfügung stehen. Den Kern bildet dann der umfangreiche Übungskatakog ab Seite 53. Dabei gilt es Folgendes zu beachten: Jeder Ausführende wird bei ein und derselben Übung unterschiedliche Auswirkungen spüren. Gründe dafür sind die individuellen anatomischen Gegebenheiten und die manchmal gering voneinander abweichenden Bewegungen eines jeden. Die optimale Auswahl der Übungen funktioniert am besten nach dem **Trial-and-Error-System**. Sollte Ihnen ein bestimmter Bewegungsablauf nicht zusagen, suchen Sie sich einfach eine andere Übung für den gleichen Muskel oder die gleiche Muskelgruppe. Obwohl bei den meisten vorgestellten Übungen nur Kleingeräte (Tube, Gymnastikhantel usw.) oder das eigene Körpergewicht als Widerstand angegeben werden, können Sie fast jede Übung auch mit schwereren Trainingshanteln durchführen oder Ihre Muskeln an Maschinen und Seilzügen trainieren. Es gibt eine Fülle von Alternativen, die jedem von uns über Jahre ein abwechslungsreiches Training ermöglichen.

Eine von vielen Bauchmuskelübungen – der Basic Crunch auf einer speziellen Trainingsbank.

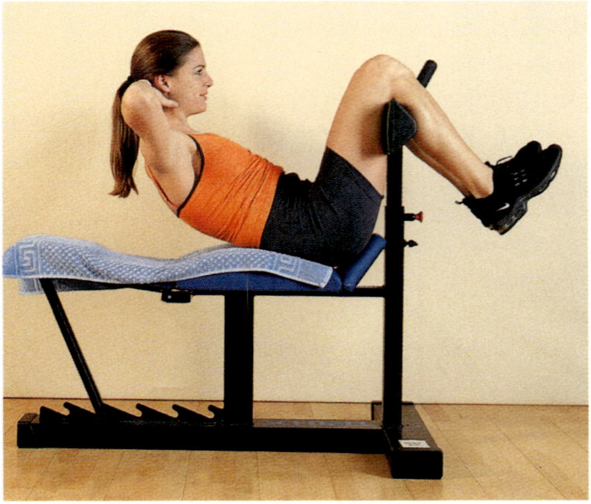

Gewichte und sonstige Kilos

Training mit dem eigenen Körpergewicht

Krafttraining mit dem Gewicht des eigenen Körpers wird oftmals viel zu schnell in die Schublade der Einsteiger gesteckt. Dabei ist der Körper ein ideales »Trainingsgerät«, das keinen Platz braucht und überall zur Verfügung steht. Aufgrund der Tatsache, dass wir unseren Körper heben, senken, beugen, drehen oder zusammenziehen können, bietet er uns – richtig eingesetzt – eine breite Übungspalette. Manche Übungen sind sogar keineswegs für absolute Einsteiger durchführbar. Man denke nur an die klassischen Klimmzüge oder Liegestütze mit aufgestellten Füßen. Sollte Ihnen das eigene Körpergewicht nach einigen Wochen regelmäßigen Trainings zu wenig Widerstand liefern, da Sie schließlich kräftiger werden, können Sie bei vielen Übungen den Widerstand mit den so genannten Kleingeräten erhöhen.

Training mit Kleingeräten

Zu den Kleingeräten zählt im Grunde genommen alles, was klein und handlich ist. Dazu gehören Tubes und Gummibänder in allen möglichen Variationen, Gymnastikhanteln, Gewichtsmanschetten für Arme und/oder Beine, verschiedene Bälle (Pezzi-Ball, Medizinball, kleine Gymnastikbälle), Stäbe und vieles mehr. *Tube* ist der Sammelbegriff für sämtliche Arten von elastischen Zugbändern. Sie sind neben den Gymnastikhanteln die am meisten verwendeten kleinen Trainingsgeräte.

Wichtige Hinweise

➤ Vergewissern Sie sich stets, dass das Tube keine Risse oder Löcher aufweist!

➤ Bei fast allen Tubevarianten stehen unterschiedliche Stärken zur Auswahl. Wenn Sie sich nicht sicher sind, welche die geeignete ist, wählen Sie zunächst eine leichtere Ausführung und tasten sich allmählich an stärkere heran. Therabänder beispielsweise können Sie auch doppelt legen, sodass der Widerstand erheblich gesteigert wird.

➤ Tragen Sie beim Üben mit Gummibändern keinen Schmuck und keine Schuhe mit grober Sohle. Beide Faktoren begünstigen Einrisse an den Tubes.

➤ Während der Übungsausführung sollte das Tube in der Ausgangs- und Endposition stets unter Spannung stehen, sodass auch der zu trainierende Muskel immer Spannung hat.

➤ Wird ein Tube im Stehen unter den Füßen platziert, vergewissern Sie sich

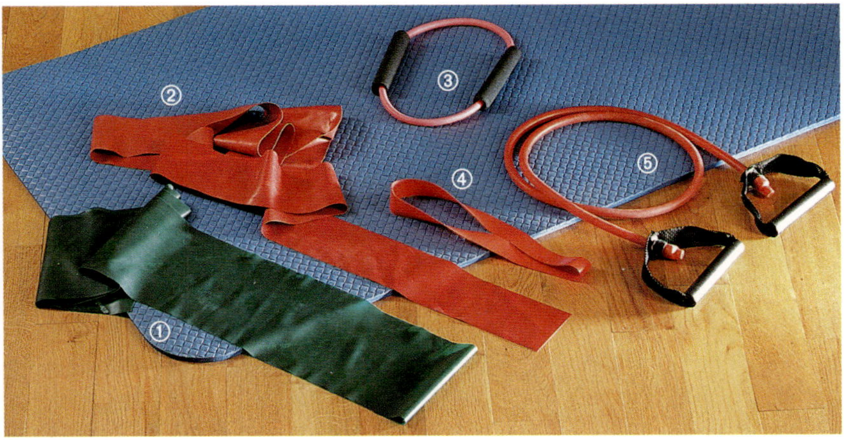

Verschiedene Tubes bieten ein abwechslungsreiches Training:
1 Theraband
2 Physioband
3 Physiotube
4 Rubberband
5 Exertube

stets, dass es gut fixiert ist und nicht hervorschnellen kann! Gleiches gilt für alle anderen Möglichkeiten von Fixierungen am Körper oder an Gegenständen.

Gewichtsmanschetten gibt es für Hand- und/oder Fußgelenke. Der Vorteil gegenüber kleinen Hanteln besteht darin, dass die Gewichte beim Trainieren fest mit dem Körper verbunden sind. Am besten sind Manschetten mit auswechselbaren Eisenstäben. Mit solchen Modellen kann das Gesamtgewicht der einzelnen Gewichtsmanschetten individuell verändert werden.
Gymnastikhanteln oder »Heavy hands« sind meist aus einem Guss und mit Kunst- oder Schaumstoff überzogen. Hier entscheidet oft der persönliche Geschmack, für welche Variante man sich entscheidet. Erhältlich sind sie ab einem Gewicht von 500 g. Kunststoffüberzogene Gymnastikhanteln gibt es bis etwa 4 kg. Alternativ eignen sich auch mit Wasser oder Sand gefüllte Flaschen.

Training mit Hanteln

Der Gewichtsübergang von den meist leichteren Gymnastikhanteln zu den klassischen Scheibenhanteln ist fließend. Der wesentliche Unterschied besteht darin, dass man Gymnastikhanteln vom Gewicht her nicht verändern kann. Hanteln größeren Formates, auch »freie Gewichte« genannt, sind stets mit einzeln abnehmbaren Scheiben bestückt. Hierbei unterscheidet man zwischen *Kurzhanteln* und *Langhanteln*. Mit 1 Langhantelstange, 2 Kurzhantelstangen und Gewichtsscheiben von 250 g aufsteigend bis zu 1 oder 2 kg kann man schon fast ein ganzes Fitness-Studio ersetzen. Gute Qualität hat hier allerdings ihren Preis.

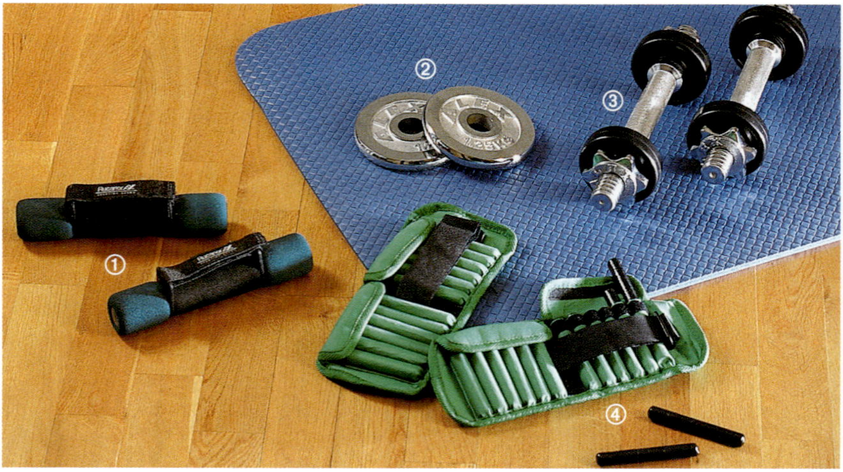

Kleine Gewichte für das sanfte Krafttraining: 1 Gymnastikhanteln 2 Gewichtsscheiben 3 Scheibenhanteln 4 Gewichtsmanschetten für Hand- oder Fußgelenke mit wechselbaren Eisenstangen

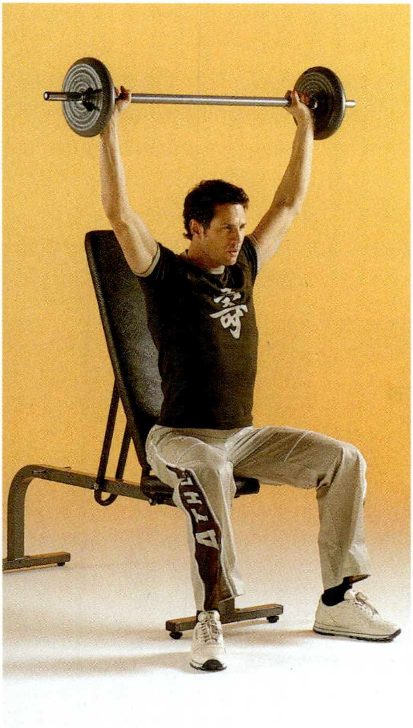

Die Langhantel bietet ein abwechslungsreiches Training.

Wichtige Hinweise

➤ Vergewissern Sie sich stets, dass alle Klemm- oder Schraubverschlüsse funktionstüchtig sind und fest sitzen!

➤ Ordnen Sie die Scheiben immer von innen (groß und schwer) nach außen (klein und leicht).

➤ Bestücken Sie beide Hantelenden stets mit den gleichen Gewichten.

➤ Üben Sie unbekannte Bewegungsabläufe zuerst nur mit den Hantelstangen. Wenn Sie die Technik perfekt beherrschen, können Sie die Stangen mit Gewichtsscheiben bestücken.

➤ Achten Sie bei ausladenden Bewegungen darauf, dass niemand in Ihrem Bewegungssektor steht, der Sie behindert oder den Sie mit Ihren Hanteln verletzen könnten!

Training an Maschinen und Seilzügen

Bei professionellen Trainingsmaschinen im Fitness-Studio oder bei Heimgeräten ist der Bewegungsablauf meist zu 100 Prozent vorgegeben. Trotzdem können gerade deshalb Fehler auftreten, weil oft die Meinung vorherrscht, dass »das Gerät mich schon leiten wird«. Auch wenn die technischen Details und die Mechanik immer ausgefeilter werden, können Maschinen trotzdem nicht beurteilen, ob der Trainierende richtig darauf sitzt, das für ihn passende Gewicht gewählt hat oder die Atmung korrekt ist.

Wichtige Hinweise

➤ Stellen Sie das Gerät immer auf Ihre persönlichen Körpermaße ein. Achten Sie darauf, dass sich bewegende Gelenke Ihres Körpers mit den bewegenden Gelenken der Maschinen auf beziehungsweise in einer Höhe oder Ebene befinden.

➤ Kraftmaschinen werden größtenteils für eine bestimmte Durchschnittskörpergröße entwickelt. Besonders Großen oder Kleinen kann es passieren, dass das eine oder andere Gerät nicht optimal einstellbar ist. In diesem Fall wählt man am besten eine geeignete Ersatzübung mit freien Gewichten.

➤ Kontrollieren Sie stets das eingestellte Gewicht, bevor Sie mit einer Übung beginnen.

➤ Achten Sie immer darauf, dass alle zu verstellenden Maschinenteile fest sind, also vorhandene Schraubverschlüsse genügend zugedreht sind und Rastereinstellungen richtig einschnappen.

➤ Lassen Sie während der Übungsausführung die Gewichtsscheiben in der Abwärtsbewegung nicht aufliegen oder -schlagen, sie sollten sich immer in der Luft befinden. Erst am Ende der Serie lassen Sie sie vorsichtig und möglichst ohne großen Knall ganz herab.

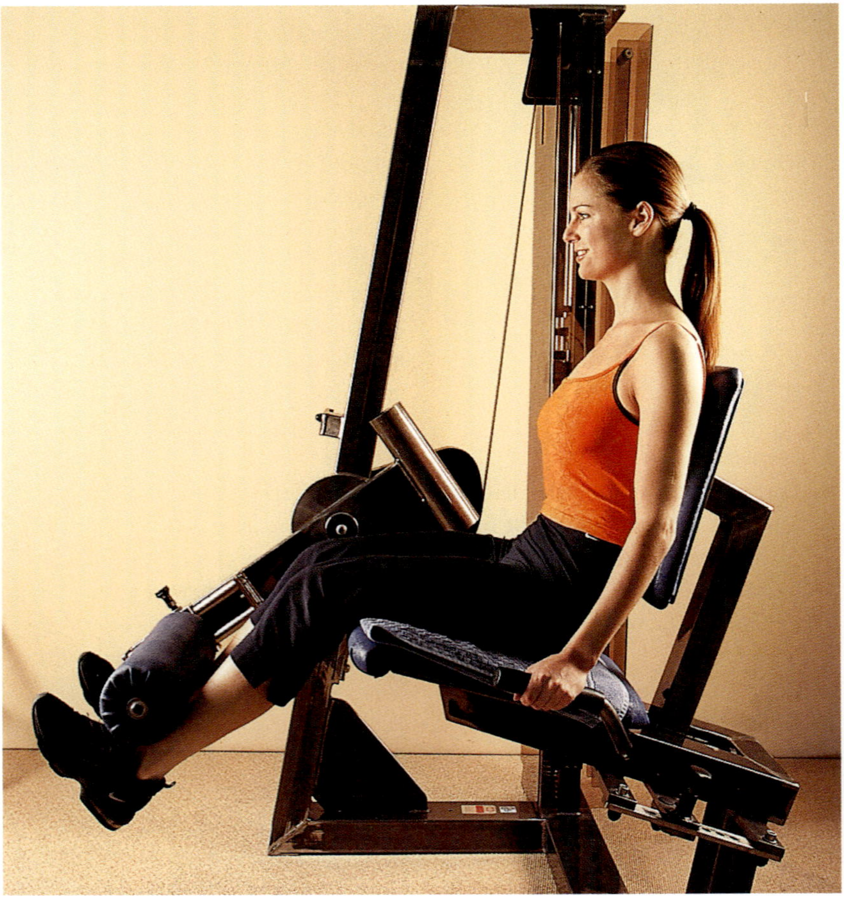

Auch beim Training an Maschinen muss auf eine korrekte Körperhaltung und -position geachtet werden.

➤ Seien Sie wachsam gegenüber Mängeln an einem Gerät! Bruchstellen oder Risse im Stahl des Maschinengestells, lockere oder fehlende Schrauben und Verbindungsbolzen oder aufgefaserte Stahlseile bergen ein hohes Unfallrisiko. Meiden Sie dieses Gerät, bis es repariert oder ersezt wurde!

Wenn Sie Ihr sanftes Krafttraining in einem professionellen Studio absolvieren, werden Sie bestimmt auch auf so genannte Seilzugmaschinen, kurz »Seilzüge«, treffen. Hinsichtlich der Koordinationsanforderung und des Bewegungsablaufes vieler Übungen stellen sie im Grunde eine Mischung aus Hantel- und Maschinentraining dar. Lassen Sie sich hierzu am besten von einem Trainer beraten.

Übungskatalog

Die folgenden Kraftübungen sind nach den Hauptmuskelgruppen geordnet, was den Zugriff und die Auswahl wesentlich erleichtert. Wenn es sich um eine statische Übung handelt, ist jeweils nur ein Foto abgebildet. Bei den dynamischen Übungen finden Sie jeweils die Ausgangs- und die Endposition, also zwei Fotos. Am Rand jeder Kraftübung ist ein Muskelmännchen abgebildet, bei dem die Muskeln, welche in dieser Übung hauptsächlich beansprucht werden, farblich gekennzeichnet sind.

Wichtig:
Zur Gestaltung und zum Aufbau eines gezielten, gesundheitsorientierten Trainings lesen Sie das Kapitel »Optimal trainieren« ab Seite 99.

Natürlich kann es vorkommen, dass Ihnen die ein oder andere Übung bereits bekannt ist, oder es fehlen Ihnen vielleicht Übungen, die Sie von früher kennen. Es sei erwähnt, dass es selbstverständlich viele hundert Übungen mehr gibt, als hier vorgestellt werden können. Sehen Sie diesen Katalog lediglich als Ideengeber. Natürlich können Sie weitere Übungen, ob mit oder ohne Gerät, in Ihr Programm integrieren. Auch die Belastungsbeispiele wurden bewusst gering gehalten. So finden Sie eine große Anzahl von Übungen, die nur mit Kleingeräten durchgeführt werden. Je nach individueller Leistungsbereitschaft und persönlichem Trainingsniveau kann jede Übung der gewünschten Intensität angepasst werden. Das bedeutet, dass statt Gymnastikhanteln auch schwerere Trainingshanteln verwendet werden können oder dass Übungen ohne Gerät oftmals mit zusätzlichen Gewichten erschwert werden können. Entscheiden Sie dies immer für sich selbst und denken Sie stets daran, im »sanften« Belastungsbereich zu trainieren.
Am Ende der wichtigen Hinweise zu jeder Übung finden Sie einen Verweis zu einer Dehnübung, welche die beanspruchte Muskulatur wieder entspannt.

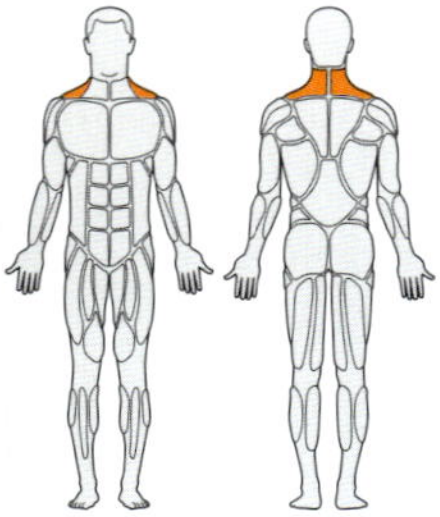

Training für den oberen Rücken und Nacken

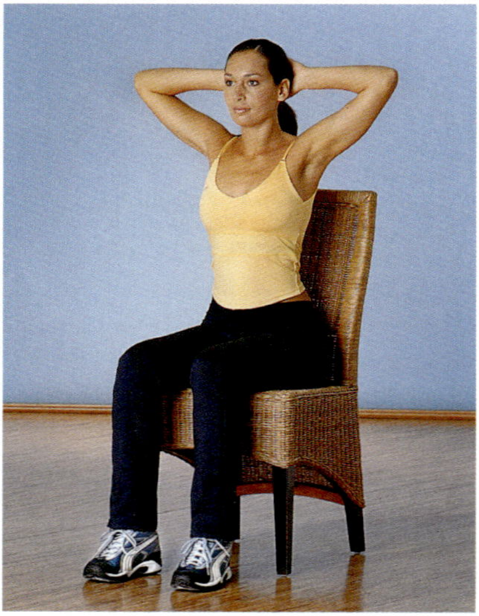

Hals-Nacken hinten

Übungsausführung

Setzen Sie sich mit geradem Rücken auf einen Stuhl oder eine Trainingsbank. Verschränken Sie die Hände hinter dem Kopf und öffnen die Ellbogen so weit, dass sie auf einer Linie mit dem Schultergürtel liegen. Ziehen Sie Schultern und Schulterblätter nach unten in Richtung Gesäß. Bauen Sie langsam Spannung auf und drücken Sie den Hinterkopf gegen die Hände. Dabei bleibt der Hals gerade, der Kopf kippt nicht nach hinten. Auch die Ellbogen bleiben geöffnet. Die maximale statische Spannung halten Sie 5–15 Sekunden. Regelmäßig atmen, Position lösen, Arme lockern.

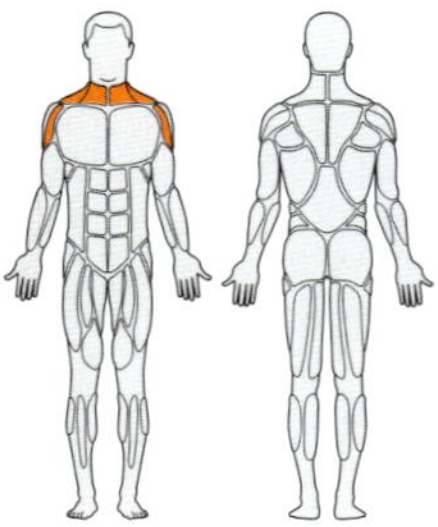

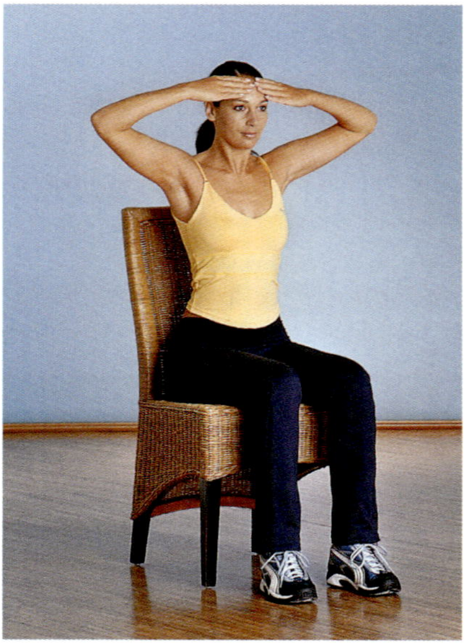

Hals-Nacken vorn

Übungsausführung

Setzen Sie sich mit geradem Rücken auf einen Stuhl oder eine Trainingsbank. Legen Sie die Hände mit der Innenseite flach auf Ihre Stirn. Die Ellbogen sind so weit geöffnet, dass sie sich mit den Schultern auf einer Linie befinden. Bauen Sie langsam Spannung auf, indem Sie die Stirn nach vorn gegen den Widerstand der Hände drücken. Achten Sie darauf, dass der Hals gerade bleibt und der Kopf nicht nach vorn kippt! Halten Sie die maximale statische Spannung etwa 5–15 Sekunden; atmen Sie dabei regelmäßig. Nach dieser Haltephase lösen Sie die Übungsposition langsam auf und lockern Ihre Arme.

Hals-Nacken seitlich

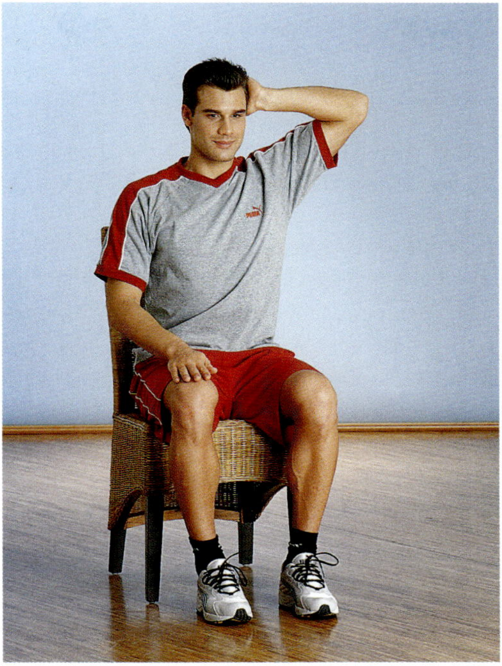

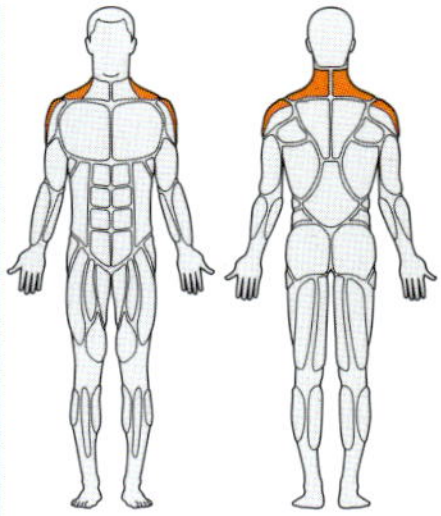

Übungsausführung

Setzen Sie sich aufrecht auf einen Stuhl oder eine Bank. Legen Sie den linken Handballen oberhalb des Ohres seitlich am Kopf an, wobei Sie selbst entscheiden können, ob die Finger nach hinten oder oben zeigen. Wenn Sie in dieser Handstellung ein unangenehmes Gefühl im Handgelenk spüren, können Sie auch versuchen, eine Faust zu machen und diese an der Seite des Kopfes anzulegen. Dies hat den Vorteil, dass das Handgelenk in der Verlängerung des Unterarmes bleibt und nicht abgewinkelt werden muss. Der Ellbogen ist angehoben und zeigt nach außen. Die rechte Hand liegt locker auf dem Oberschenkel. Bauen Sie langsam Spannung auf. Dazu drücken Sie mit der linken Hand gegen den Kopf, während dieser durch Gegendruck die Muskelspannung aufbaut. Die maximale Spannung halten Sie 5–15 Sekunden. Denken Sie daran, beide Schultern nach unten zu ziehen, sodass die Nackenmuskulatur nicht unnötig belastet wird, und vergessen Sie die regelmäßige Atmung nicht. Anschließend lösen Sie diese Position langsam auf. Nach einer kurzen Erholungspause trainieren Sie die andere Seite in gleicher Ausführung.

Wichtige Hinweise

- Achten Sie bei allen drei Übungen auf dieser Doppelseite stets darauf, dass Kopf und Hals immer gerade bleiben; Halten Sie Ihren Blick geradeaus; weichen Sie nicht nach hinten, nach vorn oder zur Seite aus! Zur Kontrolle können Sie auch vor einem Spiegel üben.
- Halten Sie auch den Rücken gerade und so die Wirbelsäule in ihrer natürlichen S-Form.
- Atmen Sie ruhig und regelmäßig!
- Alle Übungen können auch im Stand durchgeführt werden.
- Die passenden Dehnübungen finden Sie auf den Seiten 90 und 91 links.

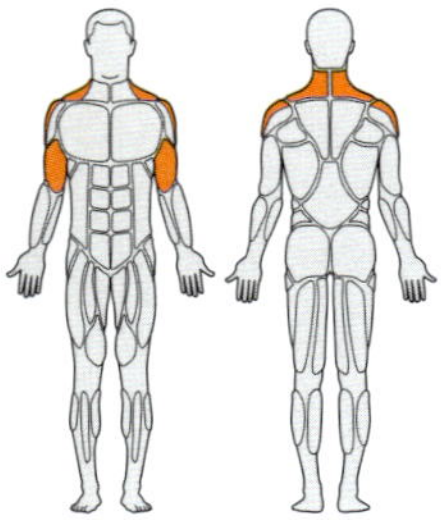

Rudern stehend

Ausgangsposition

Stehen Sie aufrecht und mit geradem Rücken in leichter Schrittstellung. Fixieren Sie das Tube mittig am Boden mit dem vorderen Fuß. Die aufeinander gelegten Griffe halten Sie mit beiden Händen. Schon jetzt sollte das Tube unter leichter Spannung stehen.

Übungsausführung

Ziehen Sie nun das Gummiband dicht am Körper, jedoch ohne ihn zu berühren, gleichmäßig bis zum Brustbein nach oben. Die Ellbogen bewegen sich dabei nach außen-oben und befinden sich stets in höherer Position als die Handgelenke. Beugen Sie den Oberkörper in der Zugphase nicht nach hinten, behalten Sie eine aktive Grundspannung und stehen Sie aufrecht. Beim Herablassen des Tubes werden die Ellbogen als Letztes gesenkt.

Wichtige Hinweise

➤ Eine Intensitätserhöhung erreichen Sie, indem Sie sich parallel mit beiden, leicht geöffneten Füßen mittig auf das Gummiband stellen.

➤ Wenn kein Exertube zur Verfügung steht, kann die Übung auch mit einem Theraband durchgeführt werden. Ebenso kann man auch mit einer Langhantel trainieren.

➤ Ist Ihnen die Übung in den Hand- oder Schultergelenken unangenehm, führen Sie das verwendete Trainingsgerät nicht so weit nach oben zum Brustbein, sondern beenden die Bewegung in einer Höhe, die Ihnen keine Probleme bereitet.

➤ Die passenden Dehnübungen finden Sie auf den Seiten 90 und 91.

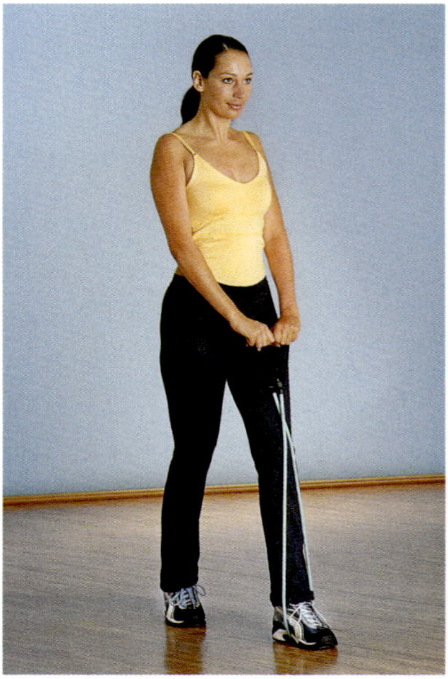

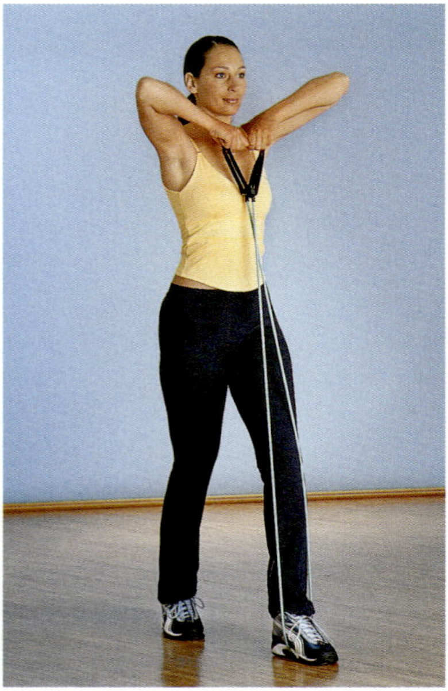

Rudern sitzend

Ausgangsposition

Auf dem Boden sitzend wickeln Sie das Tube um Ihre Füße. Sitzen Sie aufrecht und strecken Sie Ihr Brustbein etwas heraus. Öffnen Sie die Beine etwa schulterbreit, beugen Sie die Kniegelenke und stellen Sie Ihre Fersen auf. Fassen Sie das Tube an den Griffen und bringen Sie es jetzt schon in eine leichte Zugspannung, indem Sie die Ellbogen ein wenig nach hinten führen.

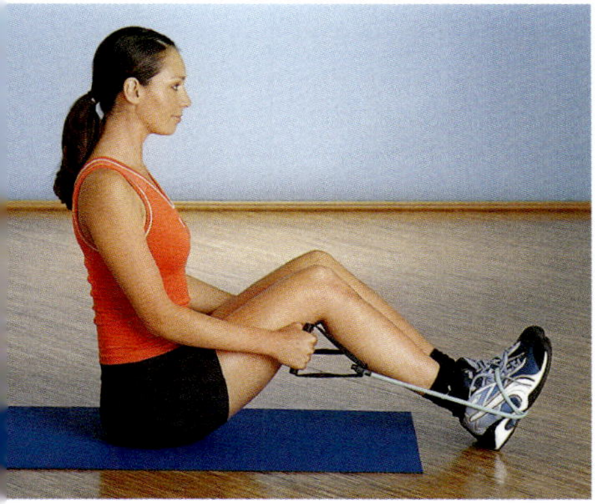

Übungsausführung

Ziehen Sie nun die Ellbogen weiter nach hinten und achten Sie darauf, dass die Arme dabei eng am Körper entlang geführt werden und Sie die Schultern nicht nach oben ziehen. In der Endphase der Zugbewegung können die Schulterblätter bewusst zusammengezogen werden, um damit die Übung noch intensiver zu gestalten. Anschließend führen Sie die Arme zurück in die Ausgangsposition.

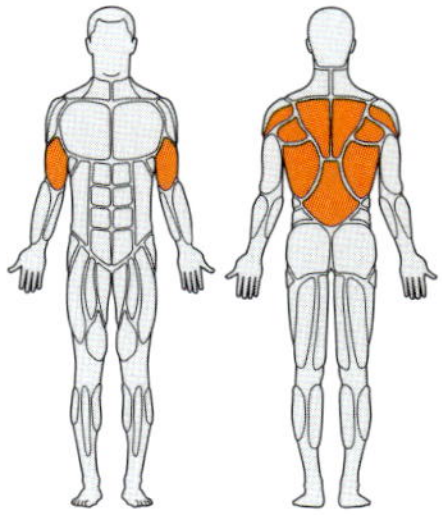

Wichtige Hinweise

➤ Es gibt unterschiedliche Möglichkeiten, das Tube um die Füße zu wickeln. Sie können es entweder einfach um die Fußsohlen legen oder beide Füße doppelt umwickeln. Eine weitere Variante ist das einzelne Umwickeln der Füße (siehe kleines Foto). Auch das weitere Öffnen der Beine verändert die Spannung des Tubes. Probieren Sie einfach verschiedene Möglichkeiten aus und wählen Sie die, welche Ihnen die nötige Trainingsintensität liefert.

➤ Achten Sie darauf, dass beide Enden des Tubes immer gleich lang sind, um ein gleichmäßiges Training für beide Körperhälften zu gewährleisten!

➤ Die passende Dehnübungen finden Sie auf den Seiten 91 rechts und 92 unten.

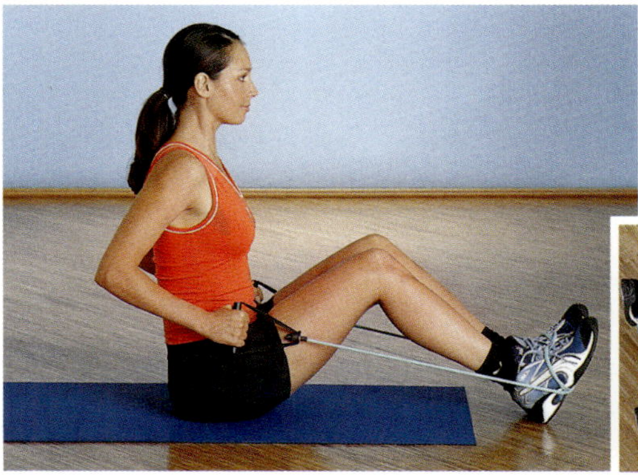

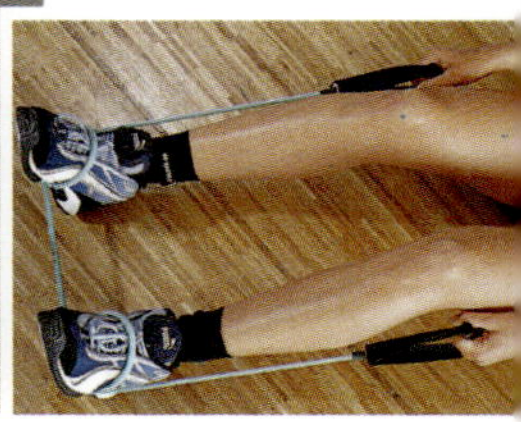

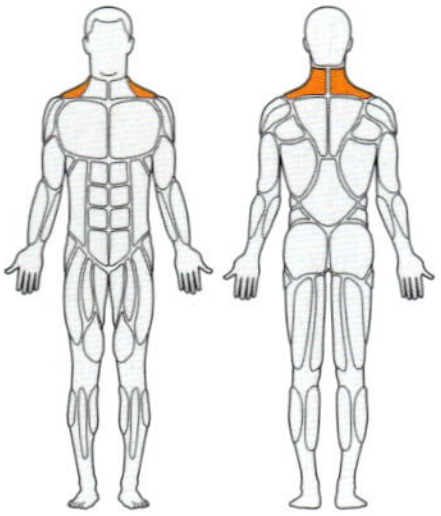

Schulterheben

Ausgangsposition

In der Grundstellung fixieren Sie mit beiden Füßen das Tube und fassen die Griffe so, dass die Handrücken nach außen zeigen. Wenn Sie aufrecht stehen, soll das Tube genügend Grundspannung besitzen. Machen Sie den Hals lang und halten Sie die Schultern jetzt noch tief.

Übungsausführung

Ziehen Sie nun beide Schultern gleichmäßig in einer geraden Linie nach oben, als wollten Sie sagen: »Ich weiß es nicht.« Während des Nach-oben-Ziehens bleiben die Arme gestreckt, die Bewegung geschieht ausschließlich aus den Schultern heraus. Danach senken Sie die Schultern bis zur Ausgangsposition.

Wichtige Hinweise

➤ Durch weiteres Öffnen der Beine erreichen Sie eine höhere Zugspannung des Tubes.

➤ Die gleiche Übung können Sie mit zwei Kurzhanteln durchführen und die Intensität durch schwerere Gewichtsscheiben steuern.

➤ Geraten Sie nicht in Versuchung, den Kopf einzuziehen, um ihn näher zu den Schultern zu bewegen! Er bleibt in natürlicher Verlängerung der Wirbelsäule.

➤ Erhöhen Sie die Bewegungskoordination und die Trainingsintensität, indem Sie statt der geradlinigen Hebebewegung eine Rollbewegung der Schultern von vorn nach hinten oder von hinten nach vorn durchführen.

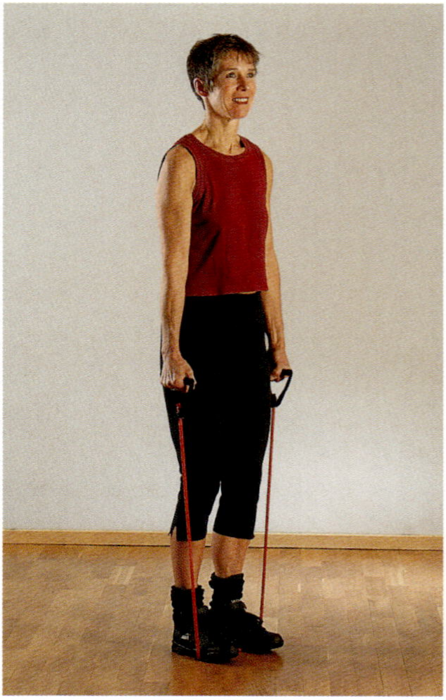

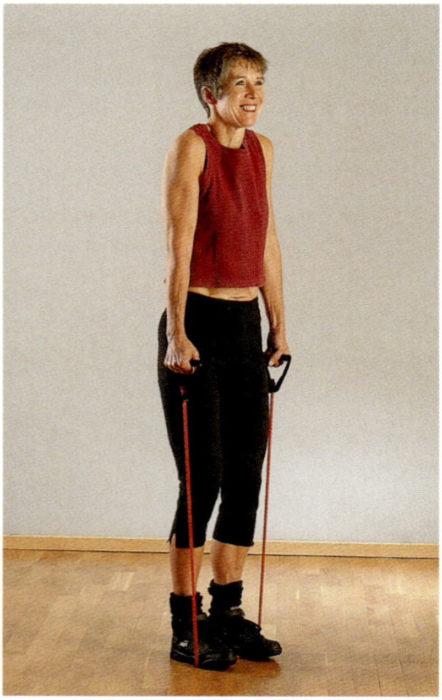

➤ Die passende Dehnübung finden Sie auf Seite 91 links.

Pull back

Ausgangsposition

Auf dem Boden sitzend legen Sie das Tube um Ihre Füße. Sitzen Sie aufrecht, öffnen Sie die Beine etwa hüftbreit, beugen Sie die Kniegelenke und stellen Sie Ihre Fersen auf. Fassen Sie das Tube, indem Sie die Hände durch die Griffe führen und die Griffe mit den Handrücken, die nach hinten zeigen, halten. Bringen Sie das Tube jetzt schon in eine Anfangsspannung, indem Sie die leicht gebeugten Arme etwas öffnen und nach hinten führen.

Übungsausführung

Führen Sie die Arme gleichmäßig so weit nach hinten, bis sie sich etwa in einer Linie mit dem Schultergürtel befinden. In der Endphase der Zugbewegung können die Schulterblätter bewusst zusammengezogen werden, um damit die Übung noch intensiver zu gestalten. Anschließend führen Sie die Arme ruckfrei in die Ausgangsposition zurück.

Wichtige Hinweise

➤ Ziehen Sie während der Übungsausführung die Schultern nicht nach oben!

➤ Bleiben Sie aufrecht sitzen und richten Sie das Brustbein bewusst nach vorn auf!

➤ In der beschriebenen Grundübung befinden sich die Hände während der Bewegung ungefähr auf Kniehöhe. Variieren Sie die Übung, indem Sie die Zugbewegung in einer höheren Ebene ausführen. Je höher die Arme gehalten werden, desto mehr wird der obere Anteil des Trapezmuskels beansprucht.

➤ Die Zugspannung des Tubes können Sie auch hier durch weiteres Öffnen der Beine oder verschiedene Wickeltechniken um die Füße verändern. Achten Sie stets auf eine gleiche Länge der Tubeenden.

➤ Die passende Dehnübung finden Sie auf Seite 91 rechts.

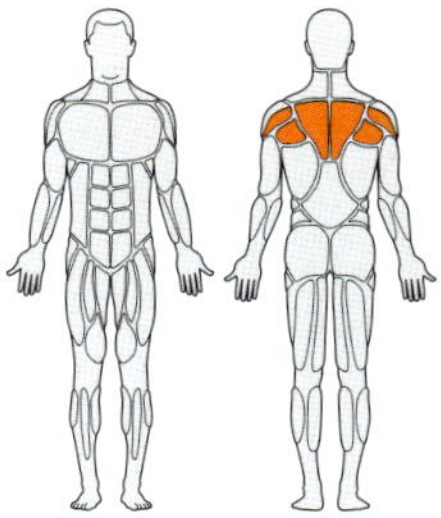

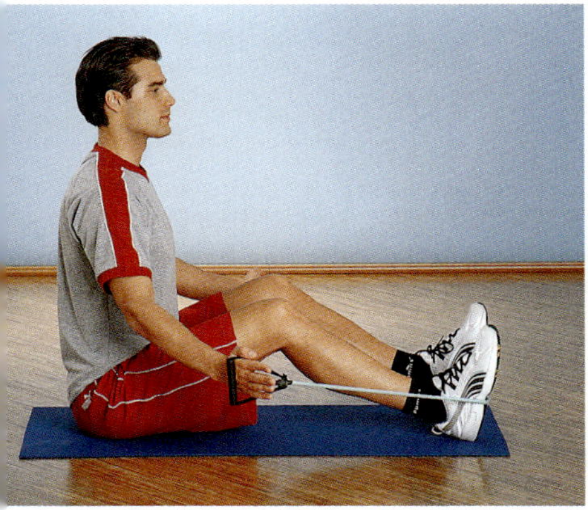

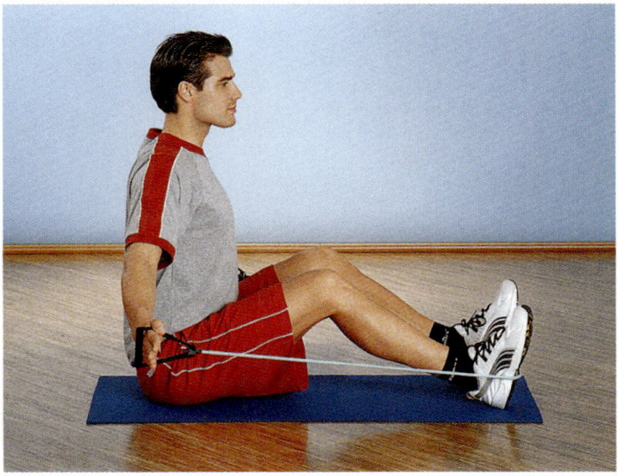

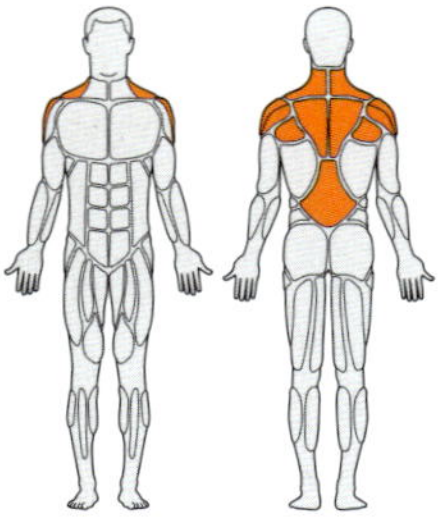

Training für den unteren Rücken

Armheben in Bauchlage

Übungsausführung

In Bauchlage stellen Sie die Fußspitzen auf, spannen die Bein- und Gesäßmuskulatur etwas an und lösen die Knie vom Boden. Strecken Sie nun beide Arme weit nach vorn und heben Sie Kopf und Brustbein einige Zentimeter ab. Durch das bewusste Nach-vorn-Ziehen der Arme und des Oberkörpers bauen Sie langsam eine intensive Muskelspannung auf. Halten Sie diese Position 5–15 Sekunden.

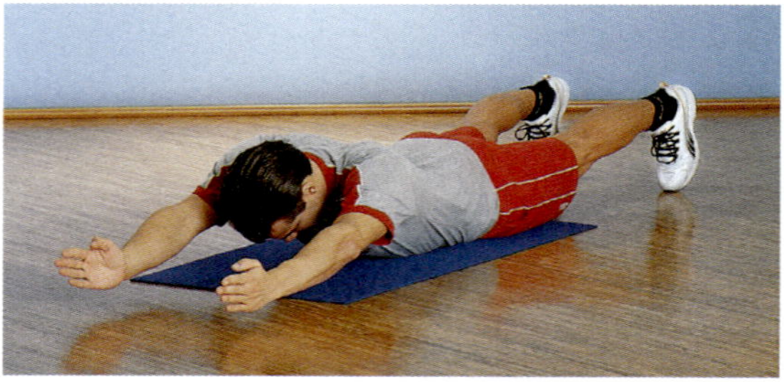

Wichtige Hinweise

- Diese Übung trainiert auch den oberen Rücken und den Nacken.
- Konzentrieren Sie sich auf das Strecken von Armen und Oberkörper.
- Achten Sie auf einen fließenden Spannungsauf- und -abbau der Muskulatur!
- Die einarmige Ausführung ist leichter. Leichte Gewichtsscheiben oder Gymnastikhanteln dagegen, die in beiden Händen gehalten werden, machen die Übung schwieriger.
- Die passende Dehnübung finden Sie auf Seite 92 unten.

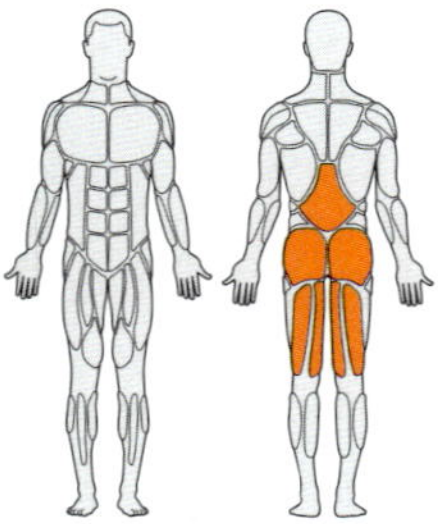

Beinheben in Bauchlage

Übungsausführung

In Bauchlage stellen Sie beide Füße auf den Zehen ab und spannen Sie die Gesäßmuskulatur an. Heben Sie nun ein Bein vom Boden ab und strecken Sie dessen Ferse nach hinten weg. Halten Sie diese statische Spannung 5–15 Sekunden, lösen Sie danach diese Position und legen Sie das Bein locker ab. Trainieren sie anschließend die andere Seite.

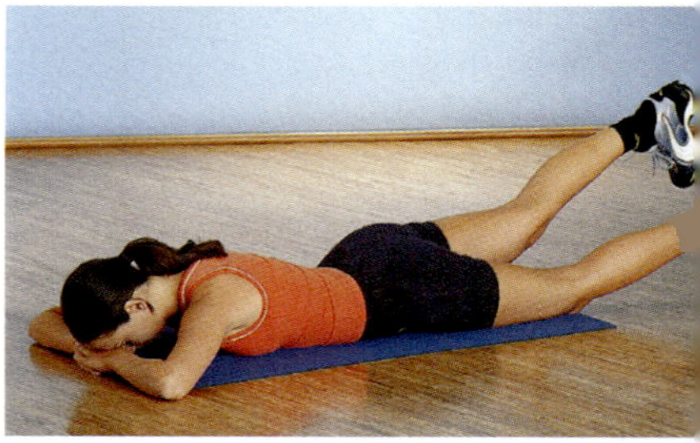

Wichtige Hinweise

- Bei dieser Übung trainieren Sie auch Ihre Gesäßmuskulatur.
- Konzentrieren Sie sich auf das Nachhinten-Strecken des Beines!
- Gestalten Sie die Übung durch Gewichtsmanschetten intensiver.
- Die passenden Dehnübungen finden Sie auf den Seiten 92 unten und 95 unten.

Rumpfheben in Bauchlage

Ausgangsposition

Begeben Sie sich in die gleiche Ausgangsposition wie in der vorherigen Übung; legen Sie sich also auf den Bauch, stellen Sie die Zehenspitzen auf, legen Sie die Stirn auf die Hände. Die nötige Grundspannung erreichen Sie durch das Anspannen der Gesäßmuskulatur und das Lösen der Knie vom Boden.

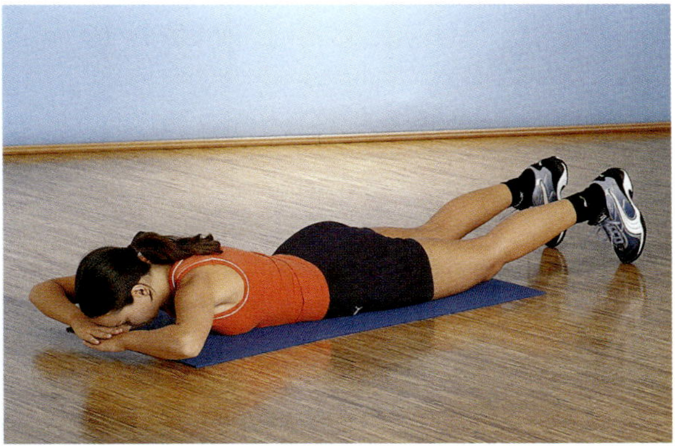

Übungsausführung

Heben Sie nun gleichzeitig Arme, Kopf, Schultern und Brustbein einige Zentimeter vom Boden an und danach wieder ab. In der Abwärtsbewegung sollten Sie den Bodenkontakt vermeiden, um somit stets die nötige Spannung in der Rückenmuskulatur aufrechtzuerhalten. Achten Sie darauf, dass der Blick zum Boden gerichtet bleibt. Überstrecken Sie also die Halswirbelsäule nicht.

Wichtige Hinweise

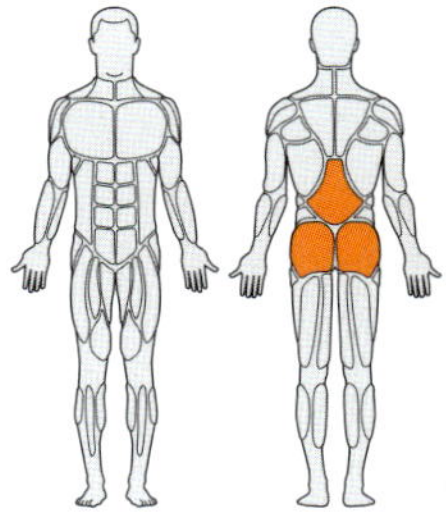

- ➤ Vermeiden Sie schwungvolle oder ruckartige Bewegungen! Führen Sie die Übung in kontrollierter Bewegungsausführung durch.
- ➤ Überstrecken Sie Ihre Halswirbelsäule nicht! Halten Sie den Kopf in natürlicher Verlängerung der Wirbelsäule und die Fußspitzen stets fest auf dem Boden.
- ➤ Heben Sie Ihren Oberkörper nicht zu weit an, um eine übermäßige Lordosierung der Lendenwirbelsäule zu vermeiden!
- ➤ Atmen Sie regelmäßig im Rhythmus der Bewegungsausführung.
- ➤ Die Übung wird intensiver, wenn die Arme nach vorn gestreckt werden oder wenn Sie zusätzlich kleine Gewichte in den Händen halten.
- ➤ Die passende Dehnübung finden Sie auf Seite 92 unten.

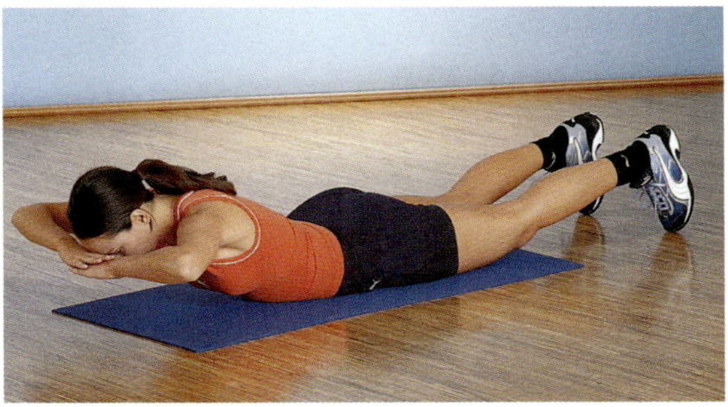

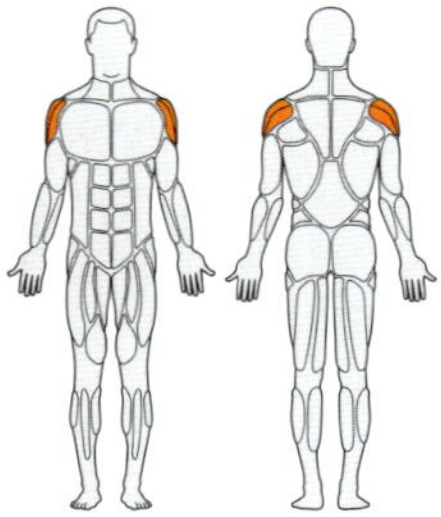

Training für Schultern und Arme

Seitheben

Ausgangsposition

In Schrittstellung fixieren Sie mit dem vorderen linken Fuß das Tube in der Mitte. Fassen Sie mit der rechten Hand den Griff des Tubes so, dass der Handrücken seitlich vom Körper weg zeigt. Der Arm ist leicht gebeugt und etwas angehoben, sodass das Tube unter leichter Spannung steht. Der Rücken ist gerade und bildet mit dem hinteren Bein eine Linie. Mit der linken Hand halten Sie locker das andere Ende des Tubes.

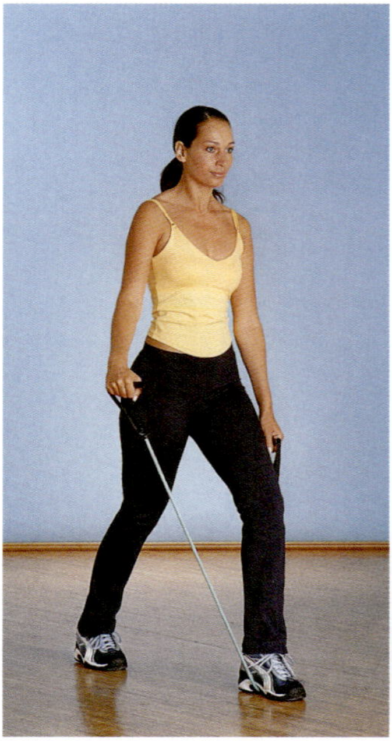

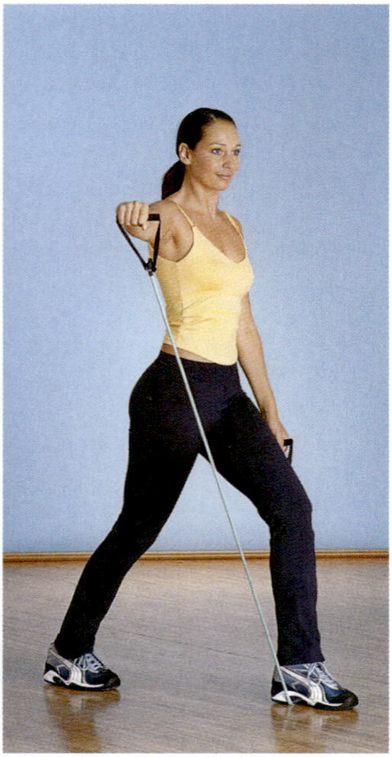

Übungsausführung

Heben Sie nun langsam den rechten Arm seitlich nach oben, und zwar so weit, bis sich die Hand auf Schulterhöhe befindet. Senken Sie ihn danach in die Ausgangsposition zurück, jedoch nur so tief, wie das Tube noch unter Spannung steht. Trainieren Sie anschließend mit dem linken Arm.

Wichtige Hinweise

➤ Alternativ können Sie auch mit Kurzhanteln trainieren. Die Intensität erhöhen Sie durch schwerere Gewichte.
➤ Die Übung gestaltet sich auch schwieriger, wenn Sie gleichzeitig mit beiden Armen ausgeführt wird.
➤ Achten Sie stets darauf, dass der Oberkörper beim Heben des Gewichtes nicht nach hinten ausweicht oder mitschwingt und dass die Handgelenke immer in gerader Verlängerung der Unterarme bleiben!
➤ Variieren Sie die Übung, indem Sie die Arme statt zur Seite nach vorn heben. Die Übungsausführung bleibt dieselbe. Mit der Grundübung und deren Variation erreichen Sie ein umfassendes Training des dreieckigen Schultermuskels.
➤ Die passende Dehnübung finden Sie auf Seite 92 oben.

Schulterdrücken

Ausgangsposition

In Schrittstellung halten Sie in U-Halte in jeder Hand eine Kurzhantel. Die Handflächen zeigen nach vorn. Halten Sie den Oberkörper stabil und den Rücken in einer Linie mit dem hinteren Bein. Der Kopf ist gerade und in natürlicher Verlängerung der Wirbelsäule, der Blick geradeaus gerichtet.

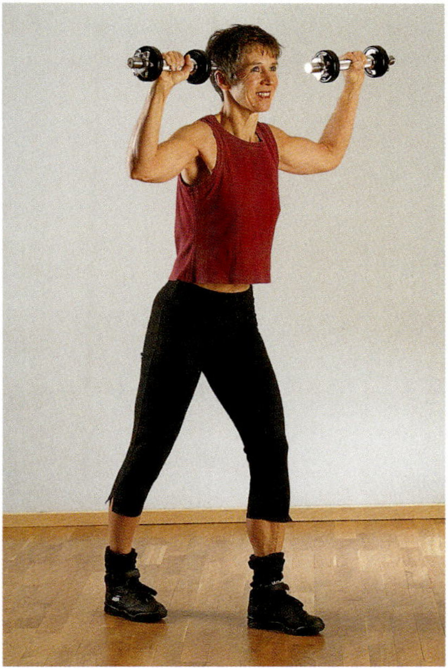

Übungsausführung

Führen Sie beide Arme gleichmäßig über den Kopf nach oben, wobei die Bewegungskurve der Hanteln einen leichten Bogen beschreibt. In höchster Position sollten sich die Hände senkrecht auf einer Linie mit den Schultern befinden, die Ellbogen sind nicht ganz durchgestreckt. Anschließend senken Sie die Arme in die Ausgangsposition zurück.

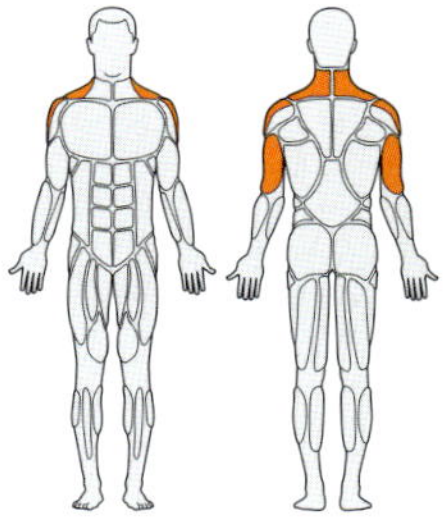

Wichtige Hinweise

- Diese Übung setzt eine problemlose Bewegungsamplitude der Schultergelenke voraus. Gegebenenfalls reduzieren Sie den Bewegungsumfang.
- Vermeiden Sie die Bildung eines Hohlkreuzes!
- Achten Sie darauf, dass die Arme in der Streckphase nicht zu sehr nach vorn abfallen! Je höher und weiter hinten die Arme geführt werden, desto intensiver gestaltet sich die Übung.
- Sie können diese Übung auch sitzend auf einem Stuhl, einer Trainingsbank oder einem großen Gymnastikball ausführen.
- Die passenden Dehnübungen finden Sie auf den Seiten 90 und 92 oben.

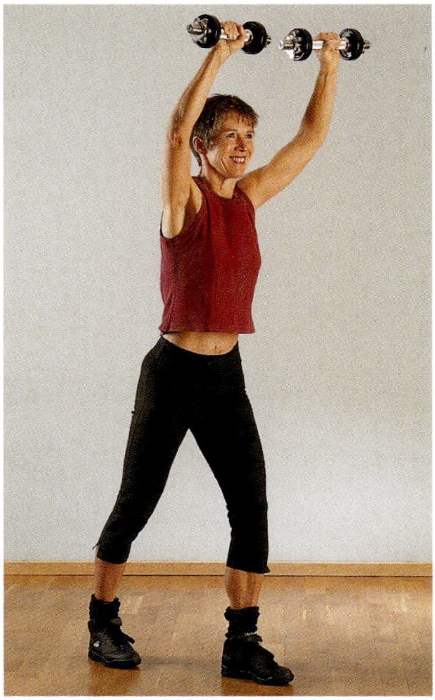

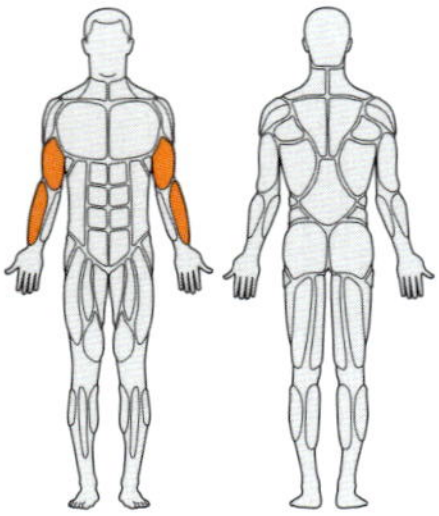

Armbeugen

Ausgangsposition
In Schrittstellung fassen Sie das Tube an beiden Enden und fixieren es mittig mit dem vorderen Fuß am Boden. Die Handrücken zeigen nach unten. Die Ellbogen befinden sich seitlich eng am Körper und sind so weit gebeugt, dass das Tube unter leichter Spannung steht. Die Handgelenke bilden die natürliche, gerade Verlängerung der Unterarme.

Übungsausführung
Beugen Sie die Arme in einer gleichmäßigen Bewegung nach oben. Bewegen Sie dabei ausschließlich die Unterarme, die Ellbogen bleiben am Körper fixiert. Halten Sie den Oberkörper stabil und beugen Sie ihn nicht nach hinten. Führen Sie anschließend die Unterarme zur Ausgangsposition zurück.

Wichtige Hinweise
➤ Statt beide Arme gleichzeitig können Sie sie auch einzeln im Wechsel beugen und strecken.

➤ Der Widerstand des Tubes kann erhöht werden, indem es einmal komplett um den Fuß gewickelt wird oder indem Sie sich mit beiden Füßen hüftbreit darauf stellen.

➤ Die gleiche Übung kann mit identischer Bewegungsausführung beidarmig mit einer Langhantel oder einarmig mit Kurzhanteln durchgeführt werden. Die Intensität verändern Sie dann mit unterschiedlich schweren Gewichtsscheiben.

➤ Lassen Sie die Arme beim Nach-unten-Senken nicht ganz hängen, sondern halten Sie stets Spannung in der Oberarmmuskulatur!

➤ Die passende Dehnübung finden Sie auf Seite 93 rechts.

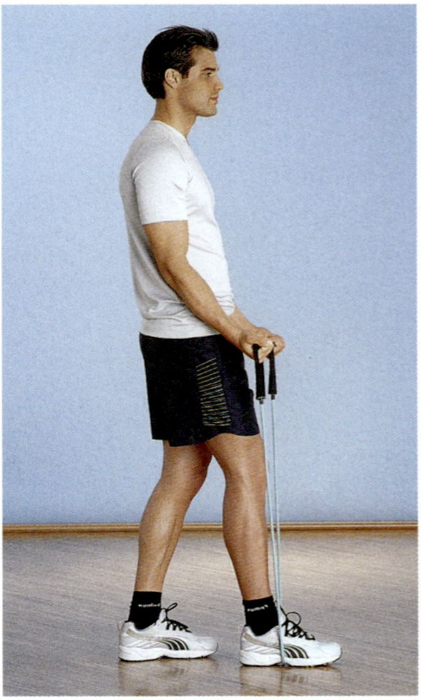

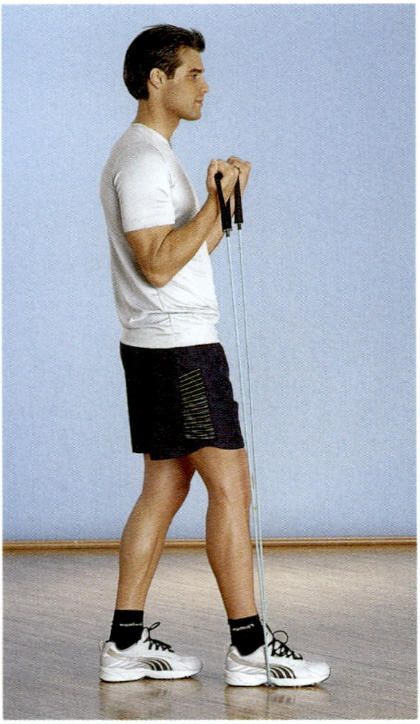

Einarmiger Bizepscurl

Ausgangsposition

Sie sitzen auf einem Hocker oder einer Trainingsbank mit leicht nach vorn geneigtem Oberkörper und geradem Rücken. Der trainierende Arm hält leicht gebeugt eine Kurzhantel, während der Ellbogen an der Innenseite des gleichseitigen Oberschenkels fixiert wird. Stützen Sie den freien Arm auf dem freien Oberschenkel locker ab.

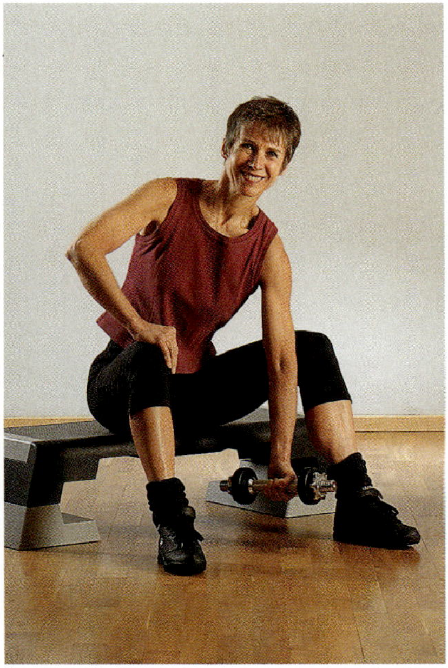

Übungsausführung

Beugen Sie den Trainingsarm langsam und ruckfrei so weit nach oben, bis im Ellbogengelenk ein Winkel von etwa 90 Grad entsteht. Senken Sie ihn anschließend in die Ausgangsposition zurück. Trainieren Sie auch den anderen Arm.

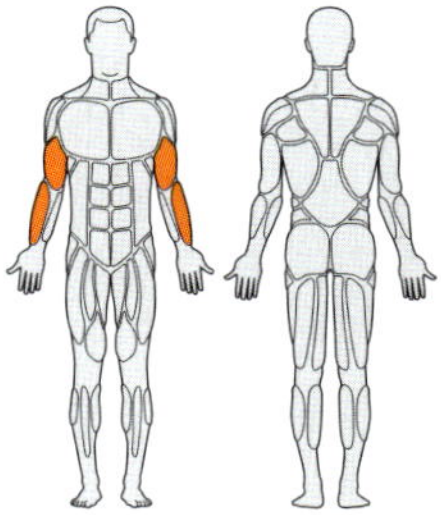

Wichtige Hinweise

➤ Halten Sie den Rücken stets gerade und den Kopf in natürlicher Verlängerung der Wirbelsäule.
➤ Halten Sie das Handgelenk in gerader Verlängerung des Unterarms.
➤ Die Bewegung findet praktisch nur im Unterarm statt. Trainieren Sie ohne Schwung und vermeiden Sie ein Nach-hinten-Schwingen des Oberkörpers!
➤ Verändern Sie die Intensität durch unterschiedlich schwere Kurzhanteln.
➤ Die passende Dehnübung finden Sie auf Seite 93 rechts.

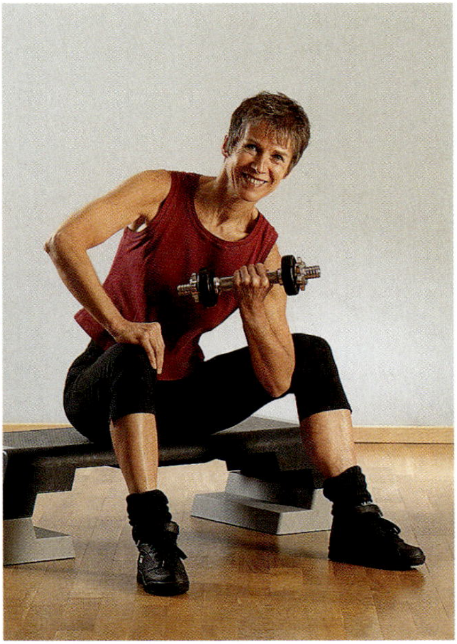

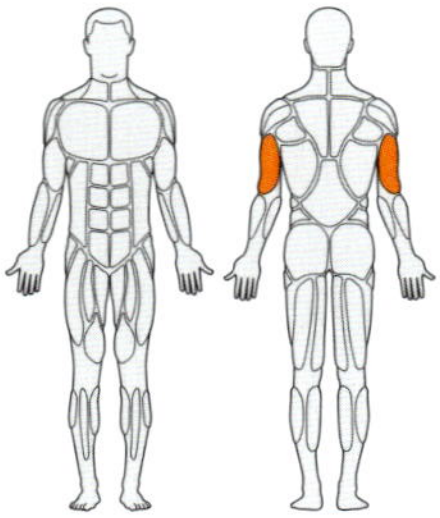

Armstrecken

Ausgangsposition

Im Stand mit schulterbreit geöffneten Beinen wickeln Sie ein Ende des Tubes so um eine Hand, dass sich seine Länge um etwa die Hälfte verkürzt und eine Schlaufe entsteht. Fixieren Sie den Handrücken dieser Hand auf dem Rücken in Höhe der Lendenwirbelsäule. Die freie Hand greift das Tube am anderen Griffende. Dieser Arm ist der Trainingsarm. Er wird so positioniert, dass der Oberarm fast senkrecht in Richtung Decke zeigt und der Unterarm nach hinten gebeugt ist.

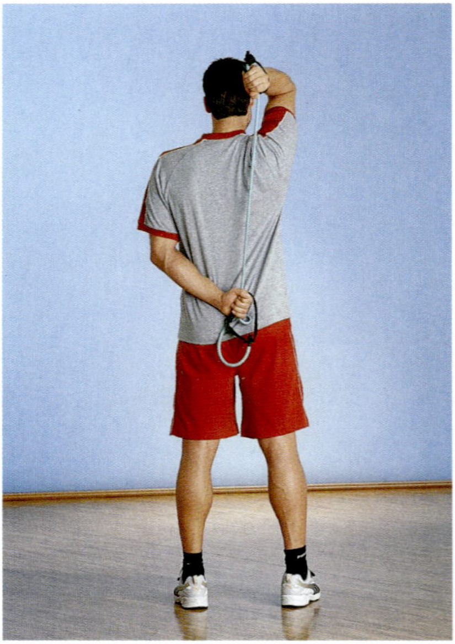

Übungsausführung

Strecken Sie nun den Trainingsarm langsam bis bis fast in die vollkommene Streckung nach oben und senken Sie ihn danach zurück in die Ausgangsposition. Trainieren Sie auch den anderen Arm.

Wichtige Hinweise

- Halten Sie den Oberarm des Trainingsarms fixiert, die Bewegung findet nur im Ellbogengelenk statt.
- Ziehen Sie nicht die Schultern nach oben; halten Sie die Handgelenke in Verlängerung der Unterarme!
- Die gleiche Übung kann auch einarmig mit einer Kurzhantel durchgeführt werden.
- Die passende Dehnübung finden Sie auf Seite 93 links.

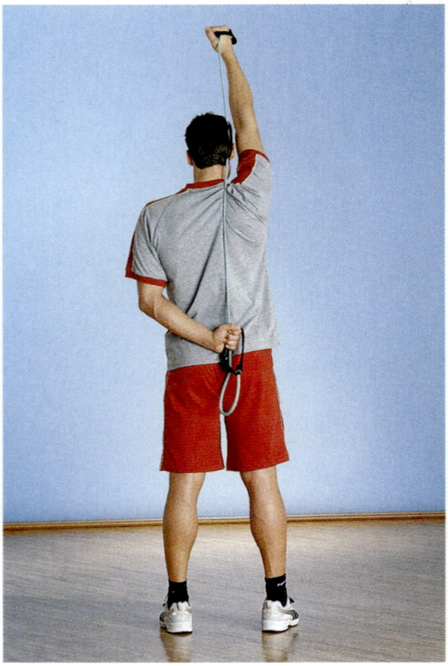

Kick back

Ausgangsposition

Sie knien sich mit einem Bein auf das Step. Der gleichseitige Arm stützt Ihren Oberkörper. Das andere Bein ist mit dem ganzen Fuß neben dem Step auf dem Boden abgestellt. In der freien Hand halten Sie eine Gymnastikhantel oder nach Bedarf eine schwerere Kurzhantel. Nun heben Sie den Ellbogen so weit an, bis sich der Oberarm parallel zum Boden befindet. Der Unterarm hängt locker senkrecht zum Boden.

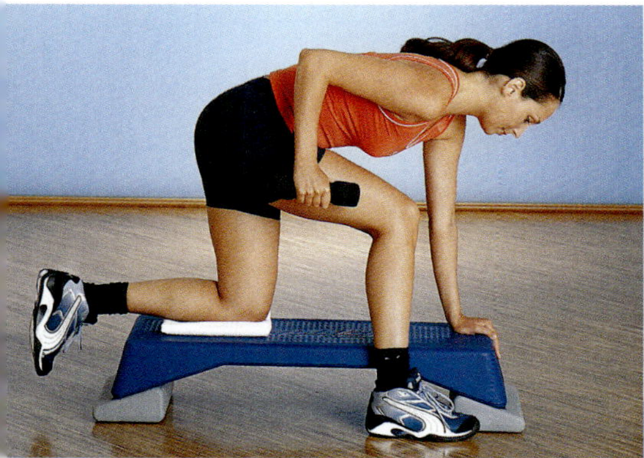

Übungsausführung

Während das Ellbogengelenk in gleicher Höhe bleibt, strecken Sie den Unterarm nach hinten so weit durch, bis er nahezu vollständig gestreckt ist. Anschließend senken Sie ihn in die Ausgangsposition zurück. Trainieren Sie beide Seiten.

Wichtige Hinweise

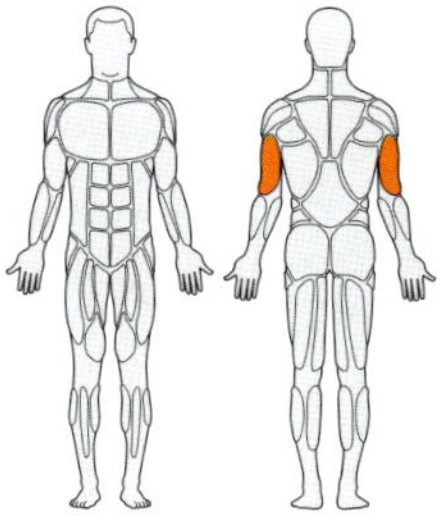

➤ Vermeiden Sie in der Streckphase des Trainingsarmes ein Verdrehen des Oberkörpers; halten Sie ihn ruhig und stabil!

➤ Steht kein Step und auch keine Trainingsbank zur Verfügung, führen Sie die Übung einfach im Stand durch. Dazu stehen Sie in etwas weiterer Schrittstellung, beugen den Oberkörper mit geradem Rücken nach vorn und stützen ihn zur Stabilisierung mit der freien Hand auf dem vorderen Oberschenkel ab. Die Position des Trainingsarms und die Trainingsbewegung sind mit der beschriebenen Grundübung identisch.

➤ Durch unterschiedlich schwere Hanteln kann die Intensität optimal gesteuert werden.

➤ Die passende Dehnübung finden Sie auf Seite 93 links.

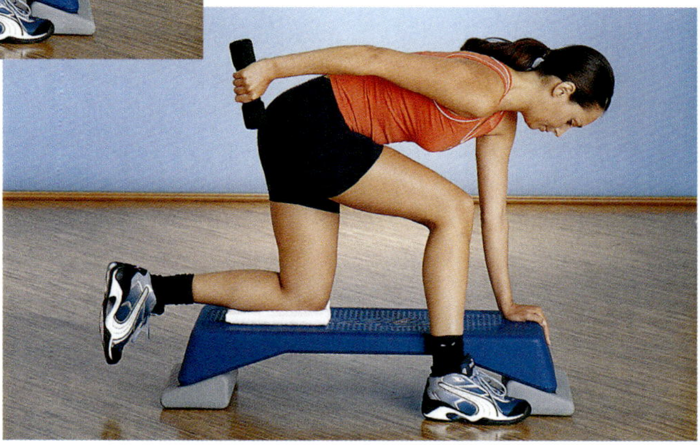

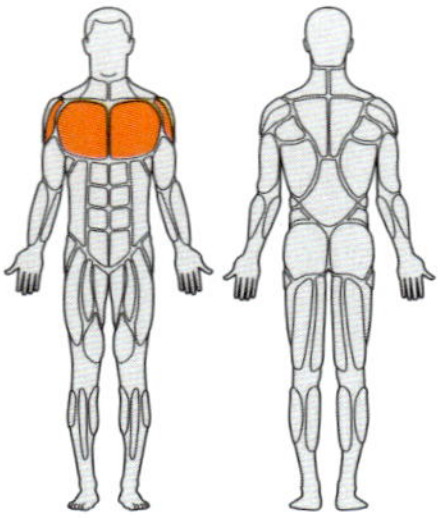

Training für die Brust

Armpressen

Übungsausführung

Im Stand halten Sie die Arme angewinkelt auf Brusthöhe. Beide Ellbogen sind auf gleicher Höhe, die Unterarme bilden eine gerade, parallel zum Boden verlaufende Linie. Bilden Sie mit einer Hand eine feste Faust, Handrücken nach oben. Die andere Hand legen Sie so darüber, dass der Handballen gegen die Finger der geschlossenen Faust drücken kann. Pressen Sie nun beide Hände gegeneinander, ohne dass sich die Position der Arme dabei verändert. Bauen Sie kontinuierlich Spannung auf und halten Sie die maximale Spannung 5–15 Sekunden. Anschließend lösen Sie die Position und lockern Ihre Arme aus.

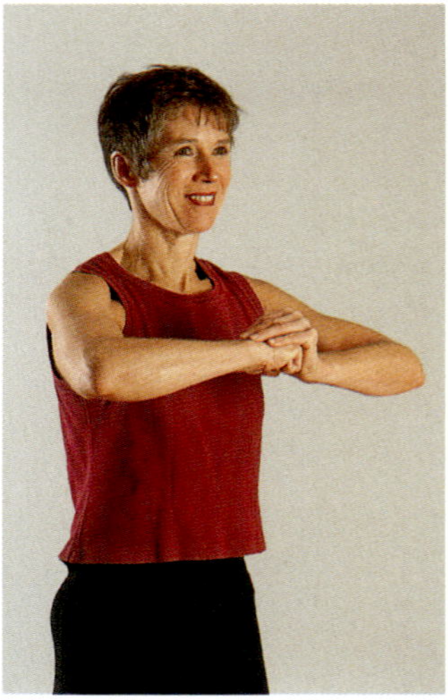

Wichtige Hinweise

Für beide Übungen gilt:

- Atmen Sie regelmäßig!
- Halten Sie den Oberkörper aufrecht und den Rücken gerade!
- Die passende Dehnübung finden Sie auf Seite 94 oben.

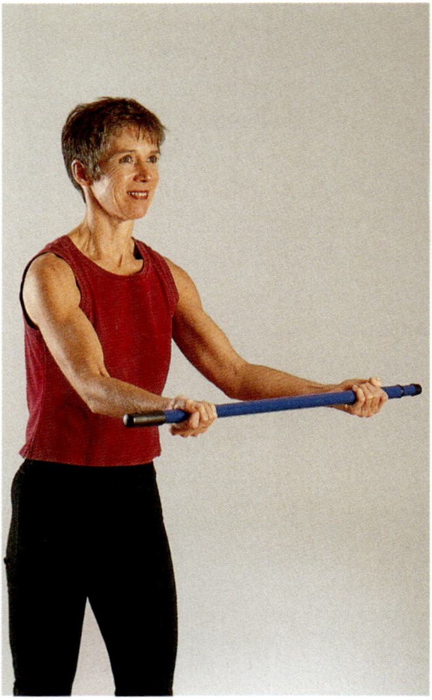

Stabdrücken

Übungsausführung

Für diese Übung können Sie einen einfachen Besenstil verwenden. Im Stand oder im Sitzen fassen Sie etwas mehr als schulterbreit und mit fast gestreckten Armen den Stab von unten, die Daumen liegen oben darauf. Halten Sie den Stab parallel zum Boden und auf Brustbeinhöhe. Drücken Sie nun den Stab zusammen, ohne dass Sie die Hände verschieben. Bauen Sie kontinuierlich Spannung auf und halten Sie diese 5–15 Sekunden. Anschließend lösen Sie die Position und lockern Ihre Arme aus.

Liegestütz

Ausgangsposition

Aus dem Vierfüßlerstand schieben Sie das Becken so weit nach vorn, bis die Oberschenkel mit dem gesamten Rücken eine gerade Linie bilden. Halten Sie genügend Spannung! Die Füße können Sie wahlweise auf dem Boden ablegen oder Sie beugen die Kniegelenke bis zu einem 90-Grad-Winkel, sodass die Füße in der Luft sind. Die Hände sind etwas mehr als schulterbreit auseinander

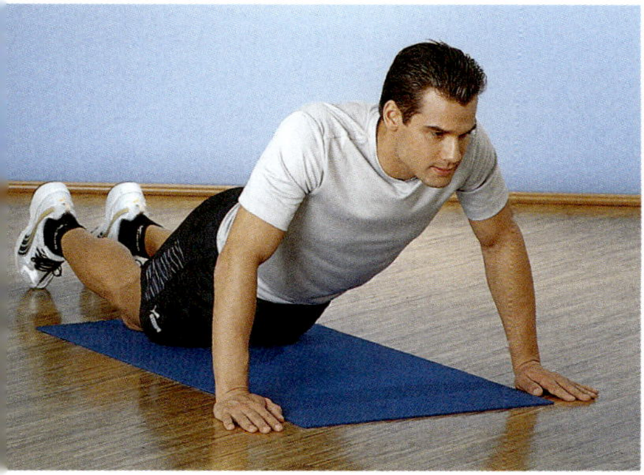

aufgestützt, die Arme leicht gebeugt. Richten Sie Ihren Blick zum Boden.

Übungsausführung

Senken Sie Ihren Oberkörper so weit ab, bis die Arme rechtwinklig gebeugt sind. Achten Sie darauf, dass das Becken nicht durchhängt. Zum Hochdrücken des Oberkörpers strecken Sie die Arme bis in die leichte Beugung der Ausgangsposition.

Wichtige Hinweise

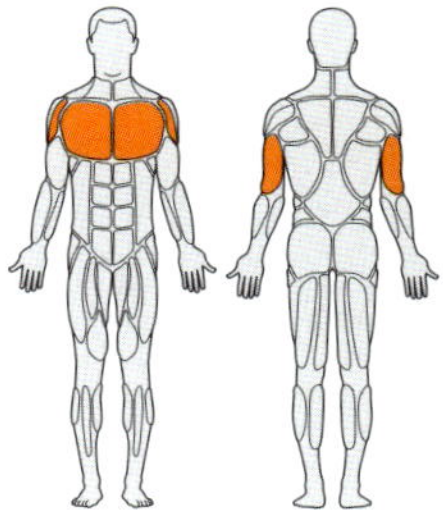

- Zur Vermeidung eines zu hohen Druckschmerzes auf die Kniescheiben können Sie ein zusammengelegtes Handtuch unter die Knie legen.
- Variieren Sie ab und zu die Breite der Arme – je enger sie aufgestellt werden, desto mehr integrieren Sie die Aktivität der Armstreckmuskulatur; je breiter, desto intensiver arbeiten die Brustmuskeln.
- Wesentlich schwieriger gestaltet sich die Übung, wenn nicht die Knie, sondern die Füße bei gestreckten Beinen aufgestellt werden. Einfacher wird es, wenn Sie den Oberkörper erhöht abstützen. Siehe dazu auch die Grafik auf Seite 25.
- Bei Schmerzen in den Handgelenken können Sie sich auch auf den geballten Fäusten abstützen (kleines Bild).
- Die passende Dehnübung finden Sie auf Seite 94 oben.

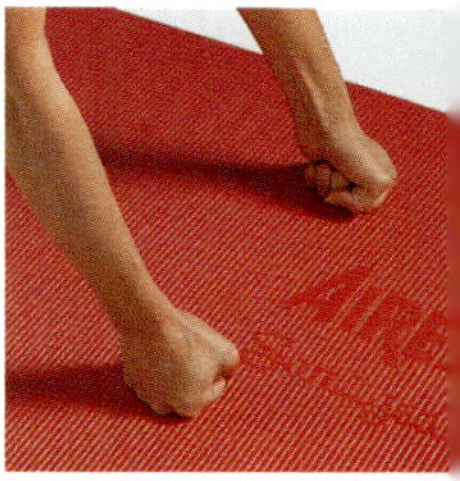

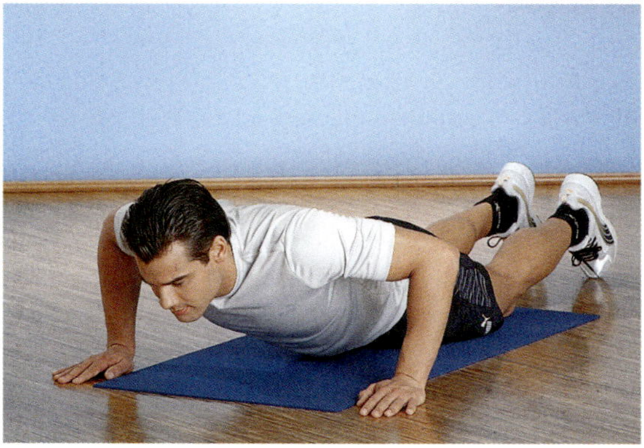

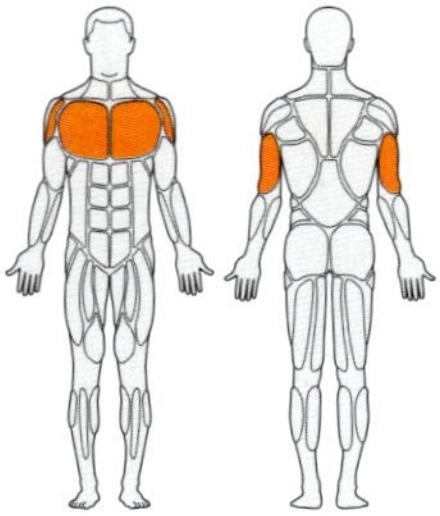

Kurzhanteldrücken

Ausgangsposition

In Rückenlage auf einem Step oder einer flachen Trainingsbank halten Sie die Kurz- oder Gymnastikhanteln seitlich am Körper. Die Unterarme zeigen senkrecht zur Decke. Spannen Sie die Bauchmuskulatur an und vermeiden Sie so die Bildung eines Hohlkreuzes.

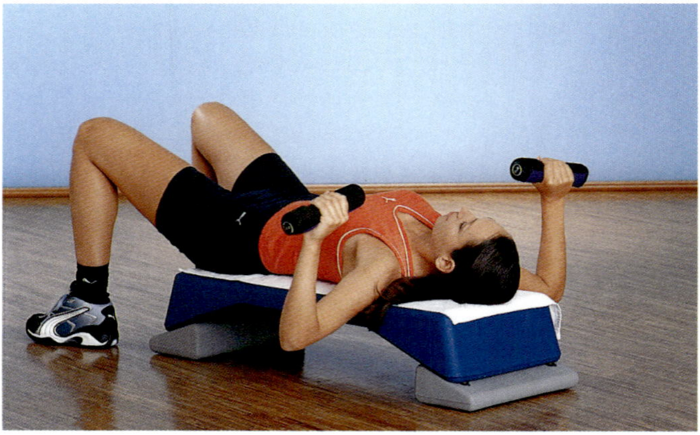

Übungsausführung

Drücken Sie die Hanteln nun gleichmäßig nach oben, bis sie sich in der höchsten Position fast berühren. Die Arme sind in der Endposition nicht ganz durchgestreckt. Anschließend senken Sie die Hanteln in die Ausgangsposition zurück.

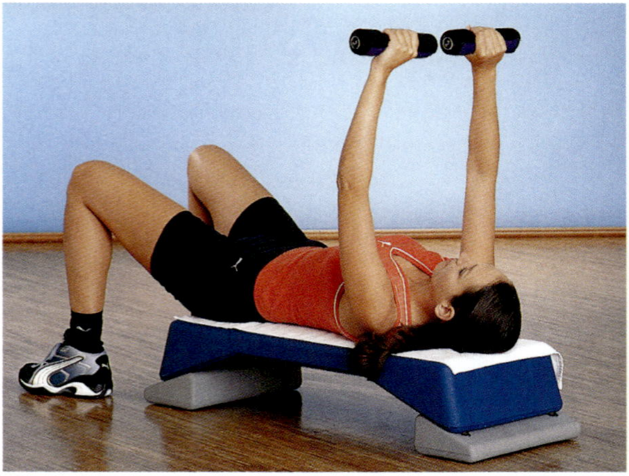

Wichtige Hinweise

- Beim Training auf einem Step legen Sie am besten ein dickes Handtuch oder eine Matte unter, um die Druckbelastung auf die Wirbelsäule zu vermindern.
- Führen Sie diese Übung langsam und konzentriert durch!
- Bei auftretenden Beschwerden in den Schultergelenken lassen Sie die Hanteln, bevor Sie sie nach oben drücken, nicht so weit zur Brust herab. Dadurch reduzieren Sie die Hebelwirkung und die Belastung in den Schultergelenken.
- Durch die Verwendung von höheren Gewichten kann die Übung intensiver gestaltet werden.
- Die passende Dehnübung finden Sie auf Seite 94 oben.

Flyings

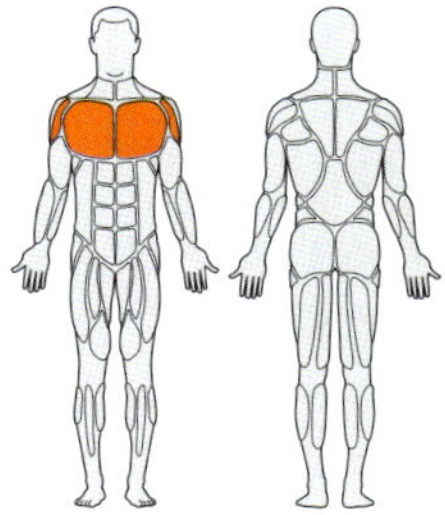

Ausgangsposition

In Rückenlage auf einem Step oder einer Trainingsbank halten Sie die Hanteln mit fast gestreckten und seitlich geöffneten Armen. Der Rumpf-Oberarm-Winkel beträgt etwa 90 Grad, die Handflächen zeigen zur Decke.

Wichtige Hinweise

➤ Legen Sie sich beim Training auf dem Step ein Handtuch oder eine Matte unter.

➤ Bei auftretenden Beschwerden in den Schultergelenken senken Sie die Arme beim Herablassen der Hanteln weniger weit nach unten. Dies mindert die Hebelwirkung und somit die Belastung.

➤ Achten Sie auf eine ruckfreie, gleichmäßige Bewegungsausführung!

➤ Mit einem höheren Gewicht können Sie bei Bedarf intensiver trainieren.

➤ Die passende Dehnübung finden Sie auf Seite 94 oben.

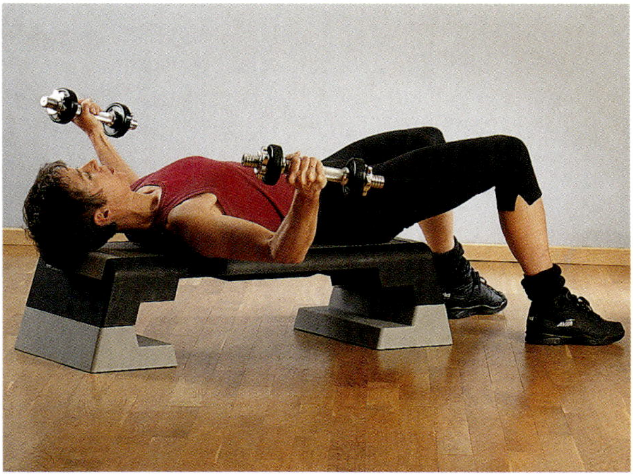

Übungsausführung

Führen Sie nun die Hanteln in einem halbkreisförmigen Bogen nach oben, bis sie sich fast berühren. Während dieser Bewegung bleiben die Ellbogengelenke fixiert, sie sind praktisch wie »eingegipst«, die Bewegung findet nur in den Schultergelenken statt. Anschließend öffnen Sie die Arme, bis sie sich wieder in der Ausgangsposition befinden.

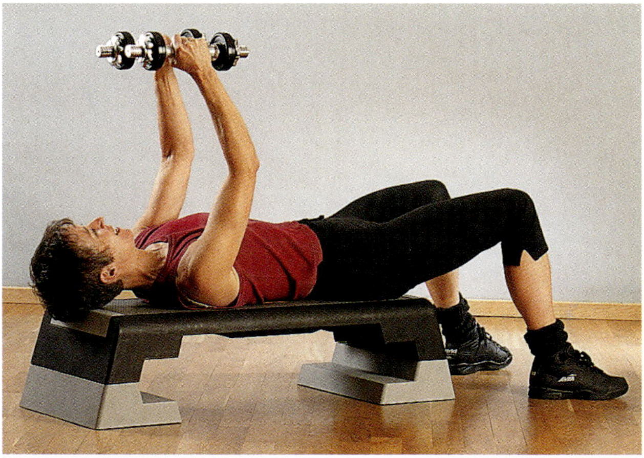

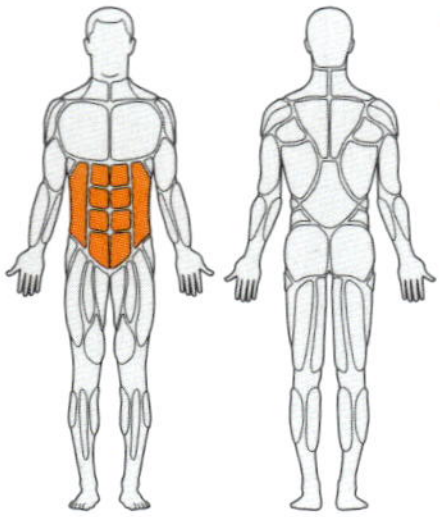

Training für Bauch und Taille

Diagonalpresse

Übungsausführung

In Rückenlage winkeln Sie die Beine an. Heben Sie nun ein Bein so weit an, bis die Winkel im Hüft- und Kniegelenk jeweils etwa 90 Grad betragen. Den Handballen der gegengleichen Hand legen Sie auf den Oberschenkel des angehobenen Beines knapp oberhalb der Kniescheibe, dabei heben Sie auch gleichzeitig den Kopf und die Schultern vom Boden ab. Bauen Sie nun kontinuierlich Spannung auf, indem Sie einen diagonalen Druck zwischen dem angehobenen Arm und dem Bein erzeugen und sich vorwiegend auf Ihre Bauchmuskulatur konzentrieren. Halten sie diese Spannung 5–15 Sekunden. Anschließend lösen und die zweite Seite trainieren.

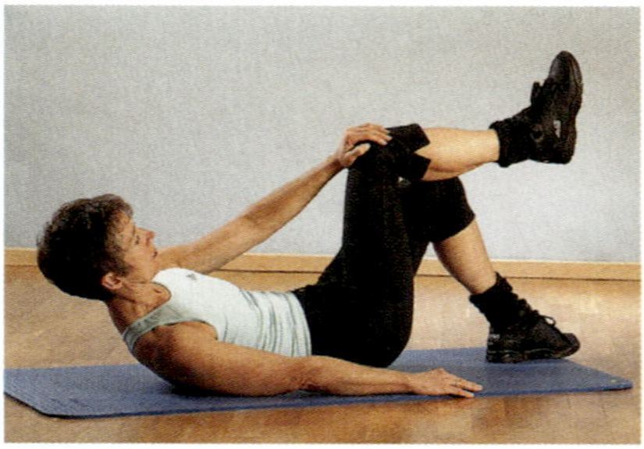

Frontalpresse

Übungsausführung

In Rückenlage stellen Sie beide Beine auf den Fersen auf, die Zehenspitzen zeigen in Richtung Decke. Heben Sie Kopf , Hals und Schultergürtel an. Ihr Trainer oder Trainingspartner kniet vor Ihnen. Reichen Sie sich beide die Hände, wobei die Arme fast gestreckt sein sollten. Ihr Trainer ballt seine Hände zu Fäusten, Sie legen Ihre Hände darüber. Versuchen Sie nun, gegen den Widerstand Ihres Partners Ihre eigene Position zu halten. Dies geschieht vorwiegend mit der Kraft Ihrer Buchmuskulatur. Halten Sie diese Spannung 5–15 Sekunden. Anschließend legen Sie sich flach auf den Rücken, strecken die Beine aus und entspannen sich.

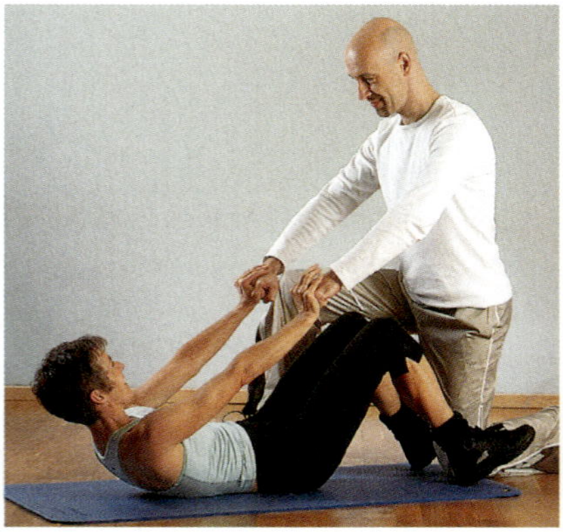

Wichtige Hinweise

Für beide Übungen gilt:

- Atmen Sie regelmäßig!
- Bauen Sie die muskuläre Spannung im Bauch nicht ruckartig, sondern fließend auf.
- Die passenden Dehnübungen finden Sie auf den Seiten 94 unten und 95 oben.

Basic Crunch

Ausgangsposition

In Rückenlage stellen Sie die Beine etwa rechtwinklig und hüftbreit auf den Fersen auf. Halten Sie die Arme gestreckt und seitlich eng am Körper, die Handflächen zeigen nach oben. Heben Sie Kopf und Schultern einige Zentimeter vom Boden ab, wobei Sie jetzt schon eine gewisse Spannung in der Bauchmuskulatur halten sollten.

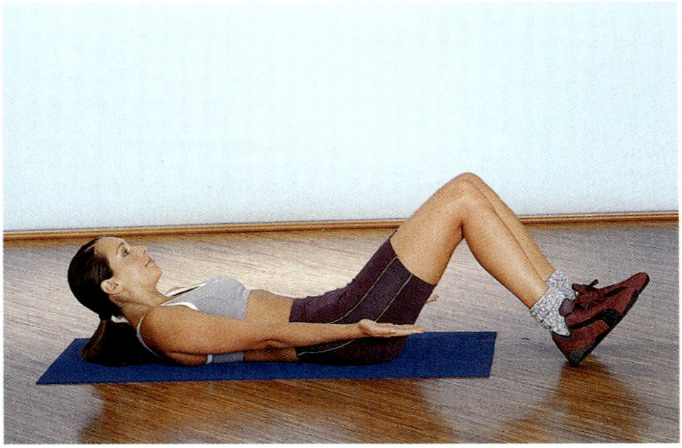

Wichtige Hinweise

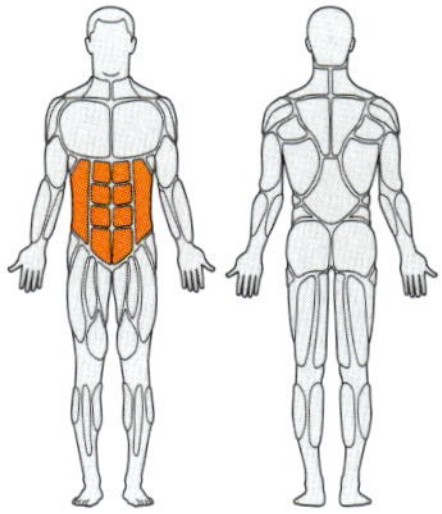

- Halten Sie während der gesamten Übung, sowohl in der Aufwärts- als auch in der Abwärtsbewegung, die Spannung in den Bauchmuskeln aufrecht.
- Trainieren Sie ohne Schwung!
- Vermeiden Sie eine übertriebene Rollbewegung des Oberkörpers in Richtung der Knie. Versuchen Sie vielmehr eine Hebebewegung der Brust in Richtung Decke.
- Halten Sie den Kopf in natürlicher Verlängerung der Halswirbelsäule.
- Vermeiden Sie ein Hohlkreuz und ziehen Sie Ihren Bauchnabel permanent in Richtung Boden!
- Die passende Dehnübung finden Sie auf Seite 94 unten.

Übungsausführung

Ziehen Sie das Brustbein nach oben zur Decke. Dabei lösen sich die Schulterblätter vom Boden. Die Arme ziehen seitlich am Körper nach vorn. Anschließend senken Sie den Oberkörper zurück in die Ausgangsposition.

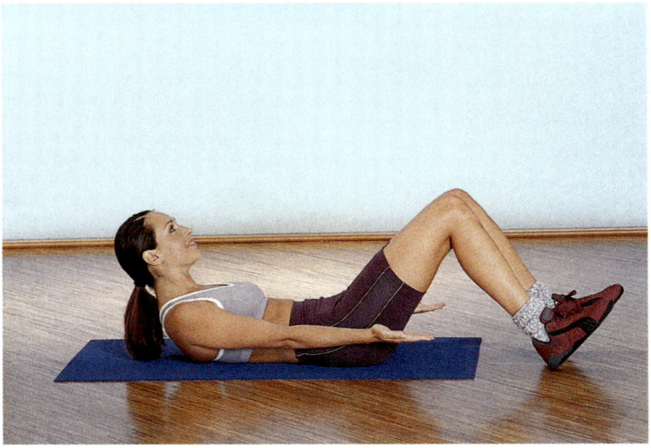

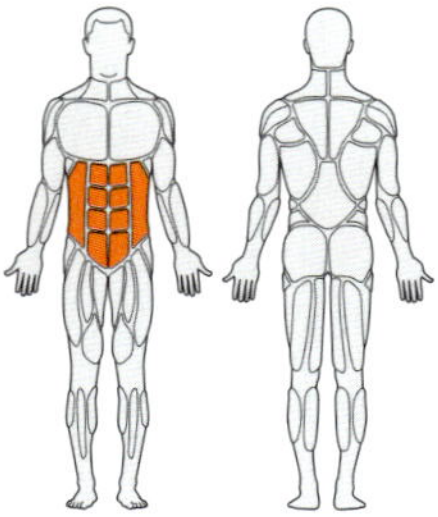

Diagonaler Crunch

Ausgangsposition

In Rückenlage stellen Sie das linke Bein angewinkelt auf die Ferse. Den rechten Unterschenkel legen Sie auf den linken Oberschenkel knapp unterhalb des Knies. Lassen Sie das rechte Bein etwas locker, sodass das Knie leicht nach außen fallen kann. Der rechte Arm liegt flach und vom Körper abgespreizt auf dem Boden. Der linke Arm zieht gestreckt und diagolal am rechten Oberschenkel vorbei, dabei heben Sie den Kopf und die linke Schulter einige Zentimeter vom Boden ab. Halten Sie jetzt schon Grundspannung in der Bauchmuskulatur.

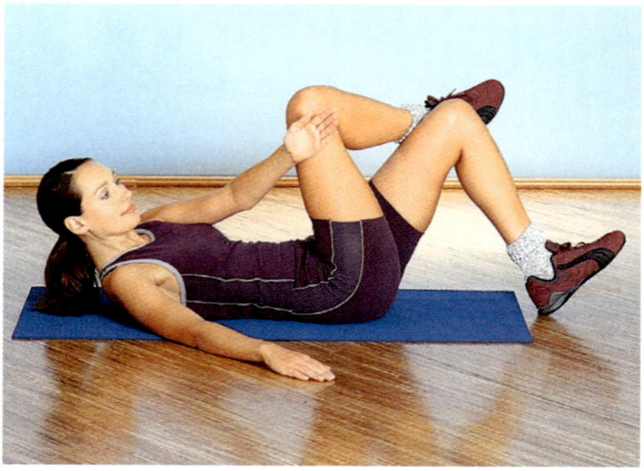

Übungsausführung

Heben Sie Ihren Oberkörper diagonal nach rechts oben weiter an. Diese Hebebewegung soll hauptsächlich mithilfe der Bauchmuskulatur geschehen – konzentrieren Sie sich darauf! Anschließend gehen Sie zurück in die Ausgangspposition. Legen Sie sich nicht ganz auf dem Boden ab, halten Sie das linke Schulterblatt stets vom Boden weg. Trainieren Sie anschließend die andere Seite.

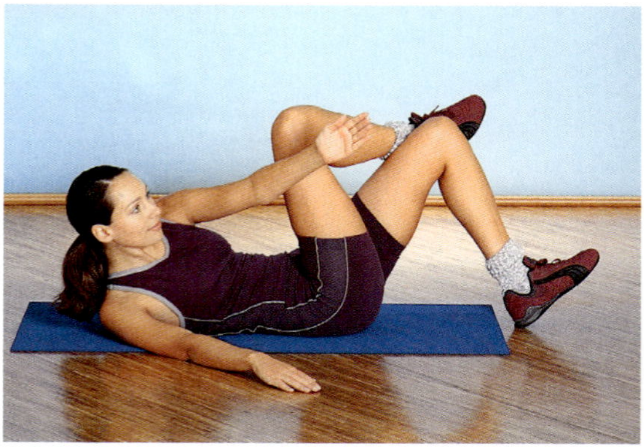

Wichtige Hinweise

➤ Halten Sie Ihren Kopf stets in neutraler Verlängerung der Halswirbelsäule, rollen Sie ihn nicht nach vorn ein.

➤ Wenn das Überschlagen des Beines im Hüftgelenk unangenehm ist, können Sie genauso gut beide Beine angewinkelt aufstellen. Die diagonale Zugebewegung ist mit der in der Grundübung identisch.

➤ Die passende Dehnübung finden Sie auf Seite 95 oben.

Reverse Crunch

Ausgangsposition

In Rückenlage heben Sie beide Beine angewinkelt vom Boden ab. Lassen Sie beide Füße und Unterschenkel locker hängen und verschränken Sie die Arme hinter dem Kopf. Durch die Aktivierung Ihrer Bauchmuskulatur und das Aufrichten des Beckens halten Sie Ihre Lendenwirbelsäule auf der Matte und

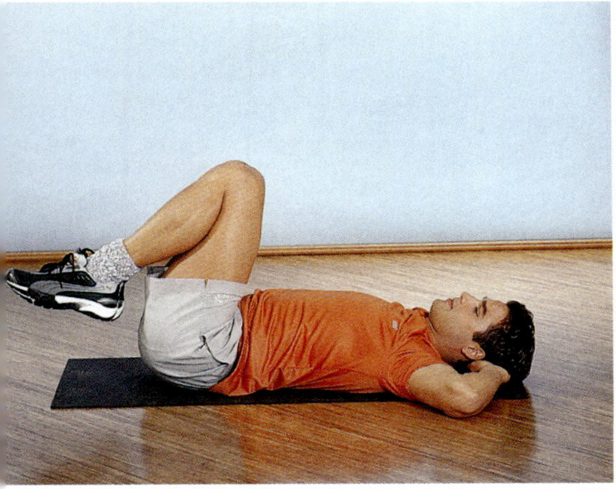

vermeiden somit die Bildung eines Hohlkreuzes. Diese Spannung halten Sie während der ganzen Übung!

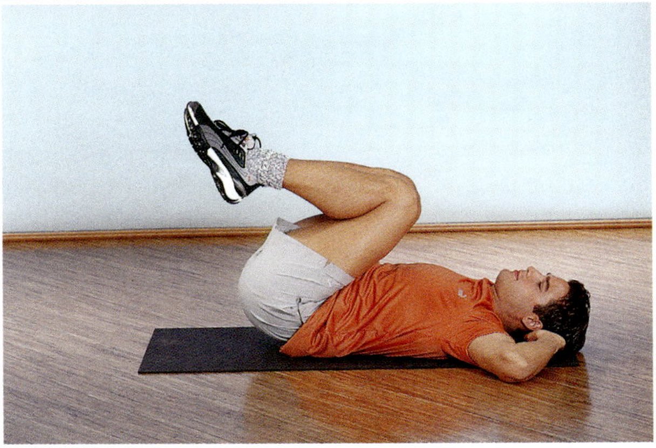

Übungsausführung

Führen Sie mit dem Becken eine kontrollierte Roll-Hebebewegung in Richtung Brustkorb durch. Kopf und Arme behalten Bodenkontakt. Anschließend senken Sie das Becken genauso langsam wieder nach unten, jedoch ohne dass es dabei den Boden berührt.

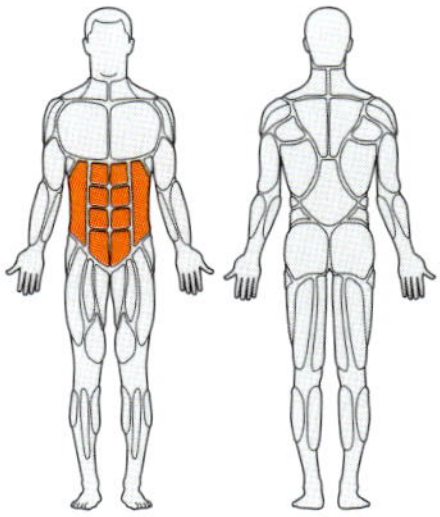

Wichtige Hinweise

- Trainieren Sie ohne Schwung!
- Beim Aufrollen des Beckens atmen Sie aus, beim Absenken ein.
- Je langsamer Sie die Bewegung ausführen, desto intensiver trainieren Sie Ihre Bauchmuskulatur.
- Auch wenn es schwer fällt, integrieren Sie diese Übung regelmäßig in Ihren Trainingsplan. Beginnen Sie mit weniger Wiederholungen und steigern Sie sich kontinuierlich bis zu einer Wiederholungszahl von 15–20.
- Die passende Dehnübung finden Sie auf Seite 94 unten.

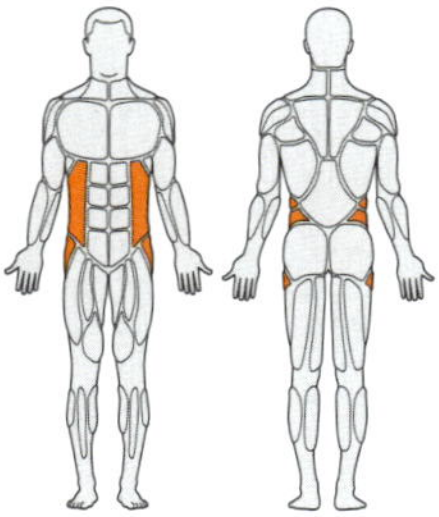

Beckenlift seitlich

Ausgangsposition

In Seitlage ist Ihr Oberkörper auf dem unteren Arm abgestützt. Der freie Arm sorgt für die nötige Balance, indem er vor dem Körper aufgestützt wird. Die Beine liegen übereinander und sind im Kniegelenk etwa 90 Grad nach hinten abgewinkelt. Becken und Knie bilden eine gerade Linie.

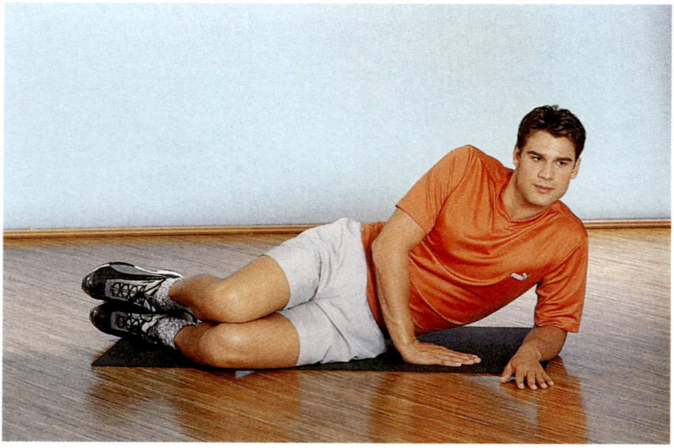

Vermeiden Sie ein »Versinken« in den Schultern, indem Sie Ihr Brustbein etwas herausstrecken und Bauch- und Schultergürtelmuskulatur anspannen.

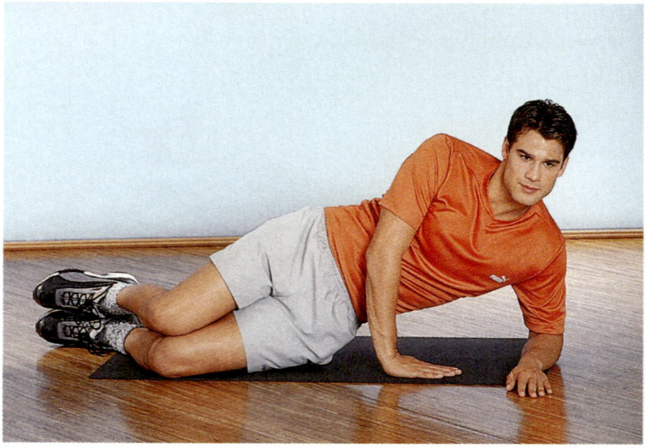

Übungsausführung

Heben Sie das Becken und die Oberschenkel so weit an, bis Oberschenkel und Körper eine gerade Linie bilden. Kippen Sie dabei nicht nach hinten oder vorn. Anschließend senken Sie das Becken, ohne dass es den Boden berührt. Trainieren Sie beide Seiten.

Wichtige Hinweise

➤ Geübte können den Balance haltenden Arm auch locker auf dem oberen Oberschenkel ablegen.

➤ Wesentlich intensiver wird diese Übung, wenn Sie mit gestreckten statt mit angewinkelten Beinen ausgeführt wird. Dabei sind die Beine schon in der Ausgangsposition ausgestreckt und wie in der Grundübung übereinander gelegt. In der Hebephase haben praktisch nur noch die Füße und der stützende Arm Bodenkontakt.

➤ Die passende Dehnübung finden Sie auf Seite 95 oben.

Training für das Gesäß

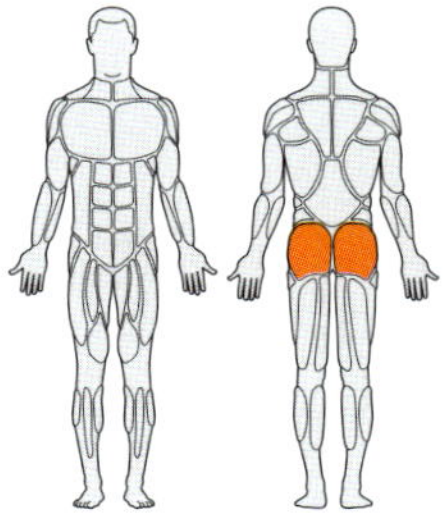

Beinheben mit gestrecktem Bein

Ausgangsposition

Begeben Sie sich in den Vierfüßlerstand und stützen Sie den Oberkörper auf den Unterarmen ab. Der Rücken ist gerade, der Kopf bildet die natürliche Verlängerung der Wirbelsäule, der Blick ist zum Boden gerichtet. Strecken Sie nun ein

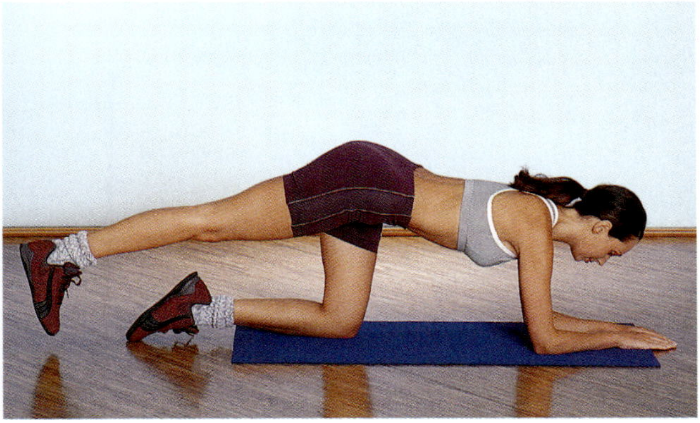

Bein nach hinten aus und halten Sie dessen Fußspitze knapp über dem Boden.

Übungsausführung

Führen Sie das gestreckte Bein so weit nach oben, bis es mit dem Rücken eine gerade Linie bildet. Weichen Sie nicht mit dem Becken aus und behalten Sie die nötige Grundspannung im Oberkörper. Anschließend senken Sie das Bein zurück in die Ausgangsposition. Trainieren Sie auch die andere Seite.

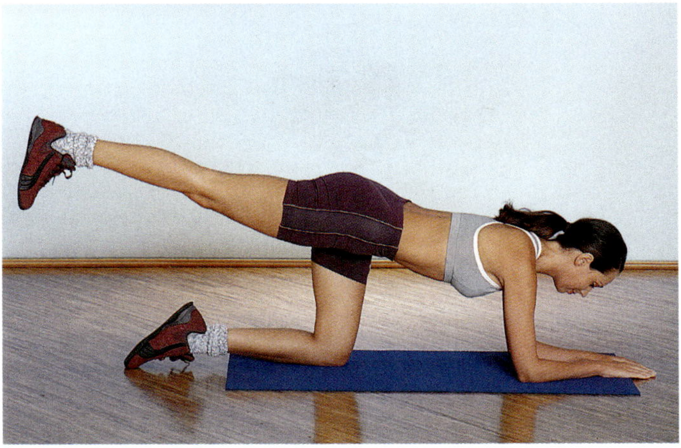

Wichtige Hinweise

➤ Trainieren Sie ohne Schwung, konzentrieren Sie sich auf eine führende Bewegung.

➤ Halten Sie den gesamten Körper stabil und verdrehen Sie ihn vor allem in der Hebephase des Beines nicht!

➤ Durch Gewichtsmanschetten, welche etwa in der Höhe des Fußknöchels angelegt werden, gestaltet sich die Übung intensiver.

➤ Die passende Dehnübung finden Sie auf Seite 95 unten.

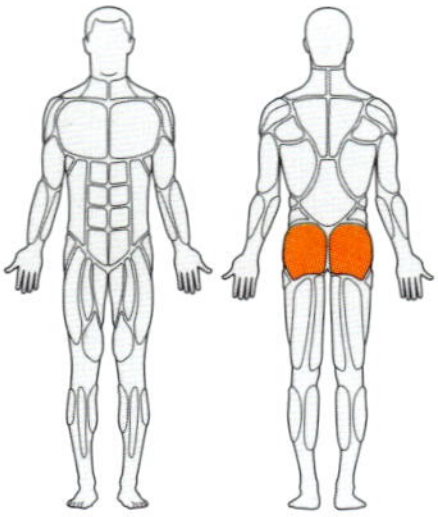

Beinheben mit gebeugtem Bein

Ausgangsposition

Nehmen Sie den Vierfüßlerstand im Unterarmstütz ein und heben Sie ein Bein mit rechtwinklig gebeugtem Knie einige Zentimeter vom Boden ab. Ziehen Sie dessen Fußspitze in Richtung Schienbein an.

Übungsausführung

Heben Sie das Trainingsbein in Richtung Decke. Der Winkel im Kniegelenk bleibt dabei unverändert. Wenn Oberschenkel und Oberkörper eine gerade Linie bilden, haben Sie die Endposition erreicht. Anschließend senken Sie das Bein zurück zur Ausgangsposition, ohne es mit dem Boden in Kontakt zu bringen. Trainieren Sie auch die andere Seite.

Wichtige Hinweise

- Trainieren Sie ohne Schwung, konzentrieren Sie sich auf eine führende Bewegung.
- Halten Sie den gesamten Körper stabil und verdrehen Sie ihn vor allem in der Hebephase des Beines nicht!
- Gestalten Sie die Übung intensiver durch Hinzunahme eines Physiotubes (siehe kleines Bild). Achten Sie auf eine sichere Positionierung und Führung des Tubes!
- Die passende Dehnübung finden Sie auf Seite 95 unten.

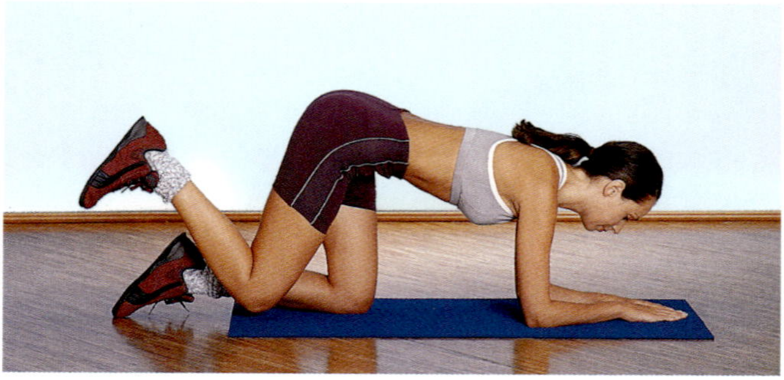

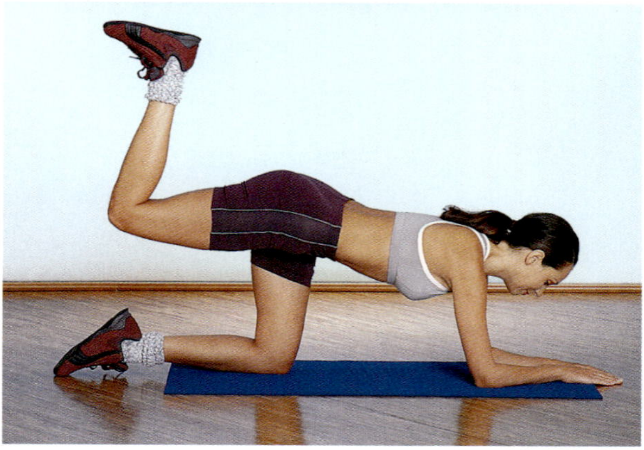

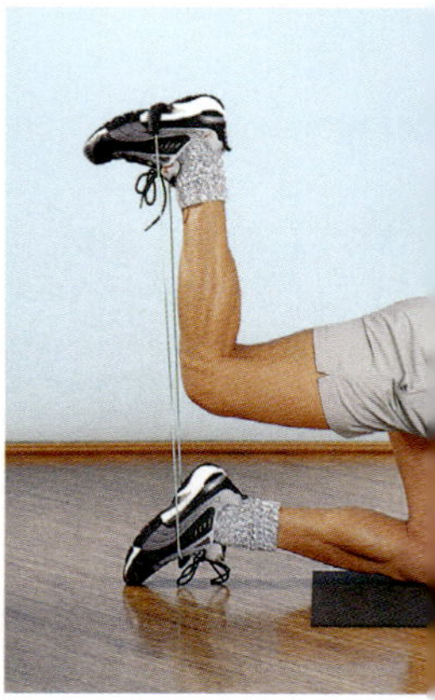

Beinöffnen in Rückenlage

Ausgangsposition
In der Rückenlage spannen Sie ein Physiotube um Ihre Fußfesseln und heben Ihre Beine fast gestreckt nach oben. Ziehen Sie die Fußspitzen zu den Schienbeinen hin an. Zur Entlastung der Lendenwirbelsäule legen Sie Ihre Hände flach unter das Gesäß. Halten Sie eine leichte Spannung in der Bauchmuskulatur.

Übungsausführung
Öffnen Sie langsam beide Beine gleichmäßig weit nach außen, jedoch nur so weit, dass das Gummiband nicht verrutscht. Anschließend schließen Sie die Beine so weit, dass das Gummiband gerade noch unter Spannung bleibt und nicht durchhängt oder zu den Knien abrutscht.

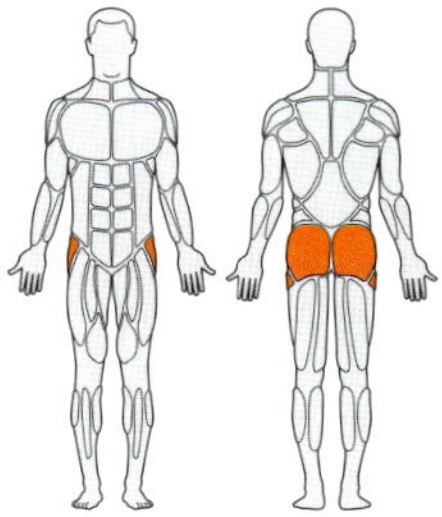

Wichtige Hinweise
➤ Halten Sie Kopf und Schultern stets am Boden und möglichst locker!

➤ Vermeiden Sie ruckartige Bewegungen! Halten Sie der Zugkraft des Bandes in der Schließphase der Beine kontinuierlich und gleichmäßig entgegen.

➤ Gestalten Sie die Übung intensiver, indem Sie einen zweiten Ring um die Knöchel legen.

➤ Die passenden Dehnübungen finden Sie auf den Seiten 95 unten und 97 unten.

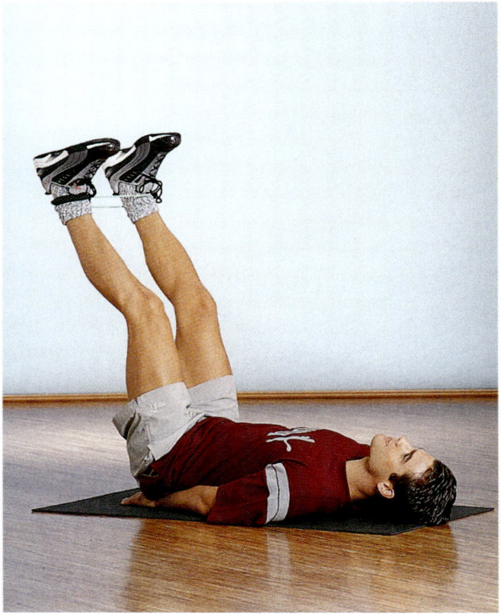

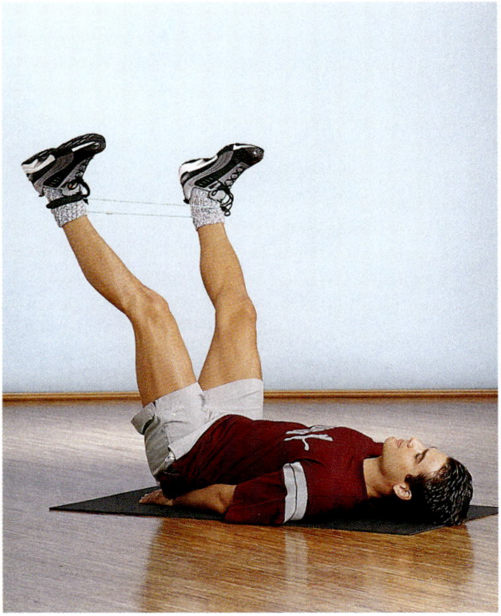

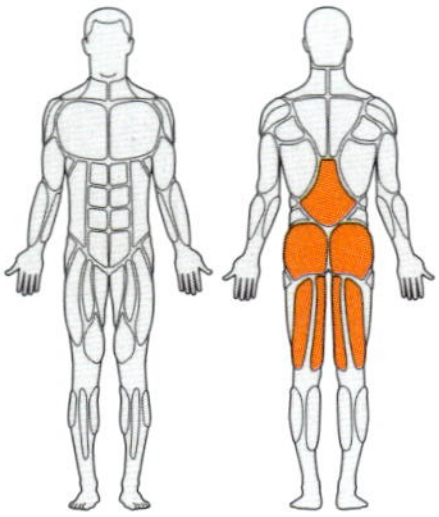

Beckenlift

Ausgangsposition

In Rückenlage stellen Sie die Beine hüftbreit und angewinkelt auf den Fersen auf. Ihre Hände sind locker auf den Hüftknochen abgelegt.

Übungsausführung

Heben Sie nun das Becken so weit nach oben, bis sich Oberschenkel und Rücken in einer geraden Linie befinden.

Wichtige Hinweise

➤ Mit dieser Übung trainieren Sie auch Ihre hintere Oberschenkel- und untere Rückenmuskulatur.

➤ Trainieren Sie intensiver, indem Sie ein oder zwei Gymnastikhanteln auf Ihre Beckenknochen ablegen und mit den Händen festhalten.

➤ Noch schwieriger wird die Übung, wenn sie nur mit einem Bein durchgeführt wird. Schlagen Sie dazu ein Bein über das andere, genauso wie bei der Übung »Diagonaler Crunch« auf Seite 74. Die weitere Bewegungsausführung bleibt die gleiche wie in der soeben beschriebenen Grundübung.

➤ Die passenden Dehnübungen finden Sie auf den Seiten 95 unten und 96 unten.

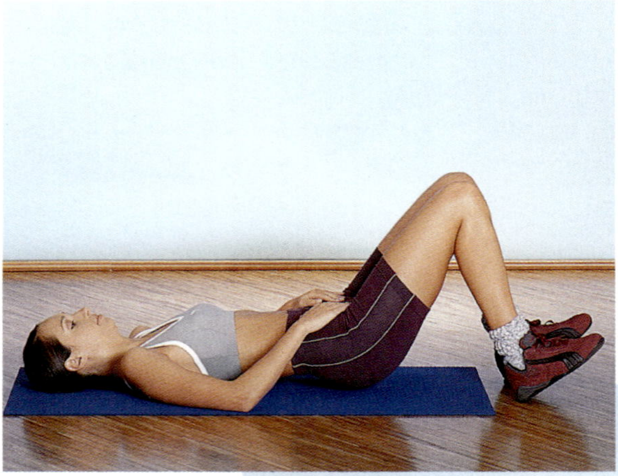

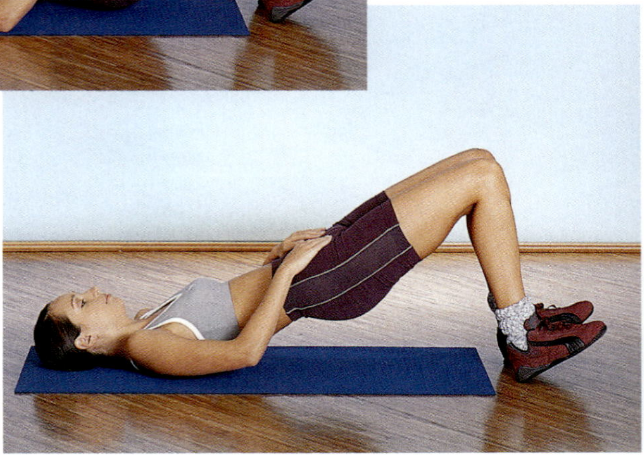

In der höchsten Position können Sie zusätzlich Ihre Gesäßmuskeln fest anspannen. Danach senken Sie das Becken nach unten, ohne dass es den Boden berührt.

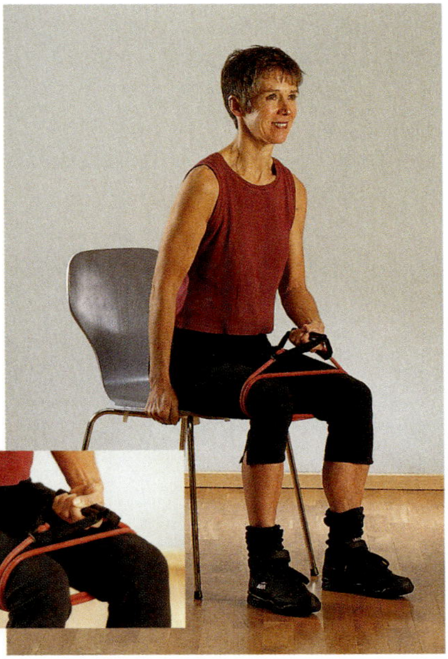

Training für die Beine

Abduktion statisch

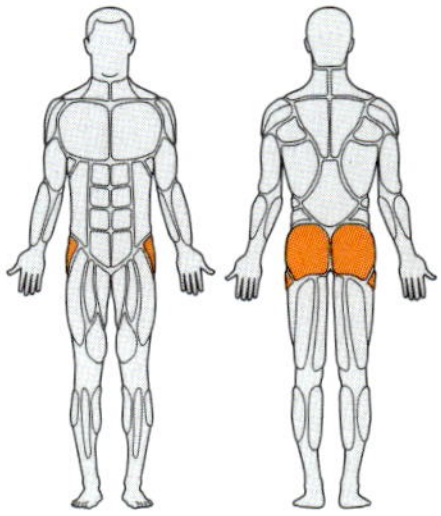

Übungsausführung

Setzen Sie sich aufrecht mit geradem Rücken auf einen Stuhl oder eine Trainingsbank. Legen Sie das Exertube mittig auf Ihre geschlossenen Oberschenkel und schlagen Sie beide Enden so um die Oberschenkel, dass Sie die Griffe oben mit einer Hand fassen können. Gegen den Widerstand des Tubes öffnen Sie nun beide Beine 20–30 cm und halten diese Spannung 5–15 Sekunden. Diese Übung trainiert Ihre Pomuskeln ebenfalls sehr gut. Anschließend lösen Sie diese Position und lockern die Beine.

Wichtige Hinweise

Für beide Übungen gilt:

- Bauen Sie die Muskelspannung langsam bis zum Maximum auf. Genauso langsam lösen Sie die Spannung.
- Atmen Sie regelmäßig!
- Die passenden Dehnübungen finden Sie auf den Seiten 97 unten und 97 oben.

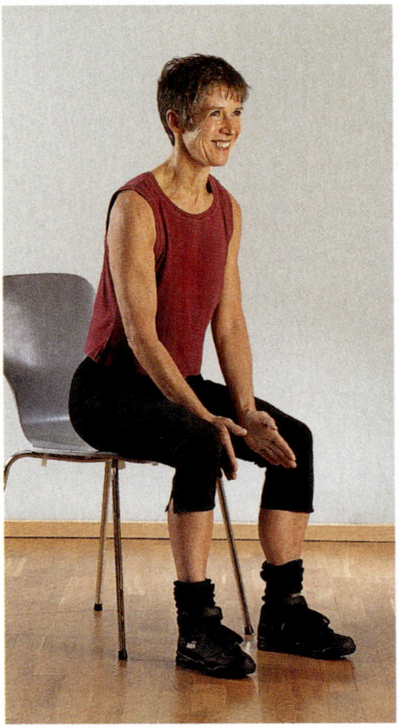

Adduktion statisch

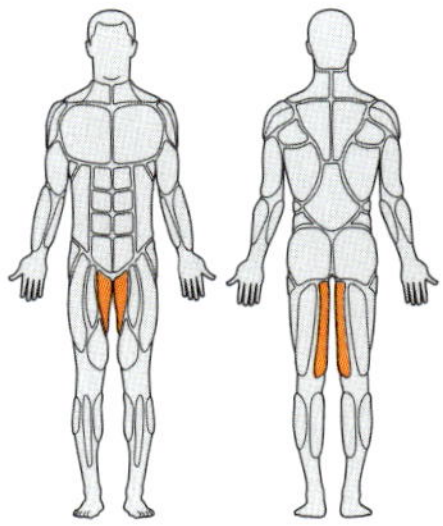

Übungsausführung

Setzen Sie sich auf einen Stuhl oder eine Trainingsbank. Die Füße sind hüftbreit und mit der ganzen Sohle auf dem Boden aufgestellt. Öffnen Sie Ihre Beine etwa 30 cm und legen Sie die Handrücken an die Innenseite der Knie. Versuchen Sie nun, gegen den Widerstand der Hände Ihre Beine zu schließen. Halten Sie die Spannung 5–15 Sekunden. Anschließend Position lösen und Beine lockern.

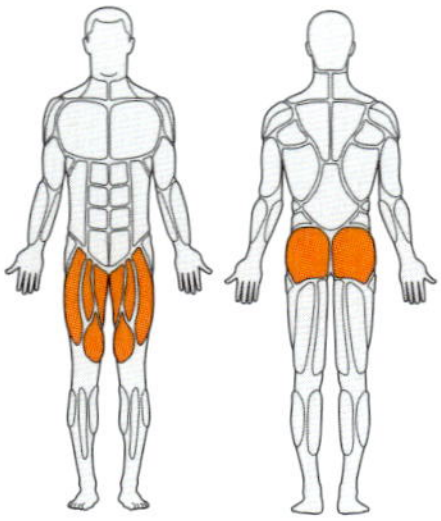

Ausfallschritt

Ausgangsposition

Aus dem Stand mit schulterbreit geöffneten Beinen machen Sie einen großen, geraden Schritt nach vorn. Beide Beine sind nun gebeugt, der vordere Fuß steht flach auf der ganzen Sohle, der hintere ist auf den Zehenspitzen aufgestellt. Legen Sie die Hände locker auf dem vorderen Oberschenkel ab oder stützen Sie sie in die Hüfte. Halten Sie den Oberkörper aufrecht und den Rücken gerade.

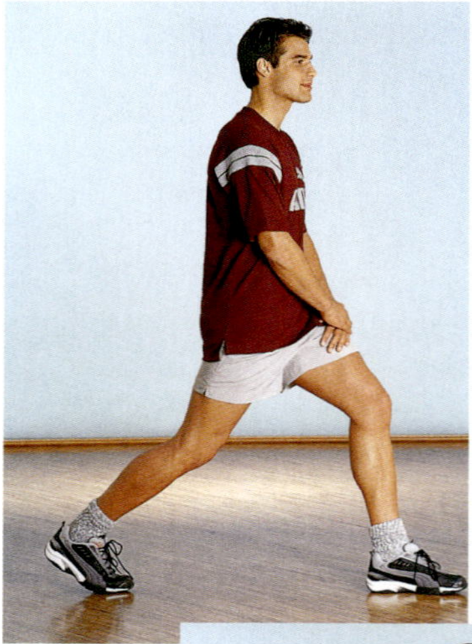

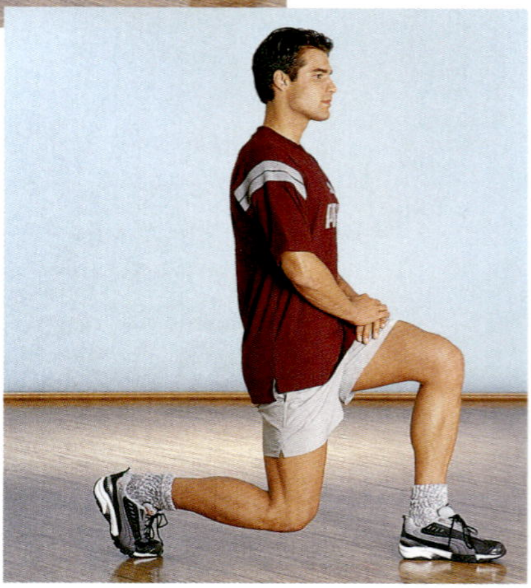

Übungsausführung

Beugen Sie nun beide Beine so weit nach unten, bis das Kniegelenk des vorderen Beines einen rechten Winkel und der hintere Oberschenkel mit dem Rücken eine gerade Linie bildet. Beim anschließenden Nach-oben-Drücken konzentrieren Sie sich auf das vordere Bein, welches die nötige Kraft für diese Bewegung entwickelt. Die Druckbelastung liegt auf der Ferse. Trainieren Sie auch die andere Seite.

Wichtige Hinweise

- Achten Sie darauf, dass Sie das vordere Knie nicht nach vorn schieben, sodass es über die Fußspitze ragt!
- Wenn Sie Ihr Gleichgewicht schwer halten können, halten Sie sich einfach mit einer Hand an der Lehne eines Stuhles fest.
- Intensivieren Sie die Übung durch die Verwendung von Gymnastik- oder Scheibenhanteln auf den Schultern (kleines Bild).

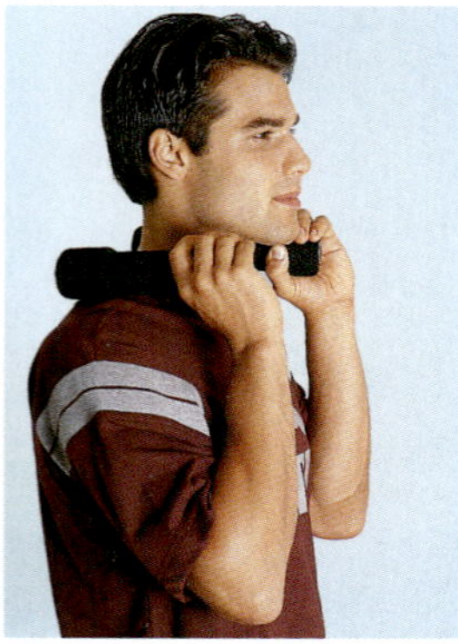

- Die passende Dehnübung für die vordere Oberschenkelmuskulatur finden Sie auf Seite 96 oben, die für das Gesäß auf Seite 95 unten.

Kniebeuge

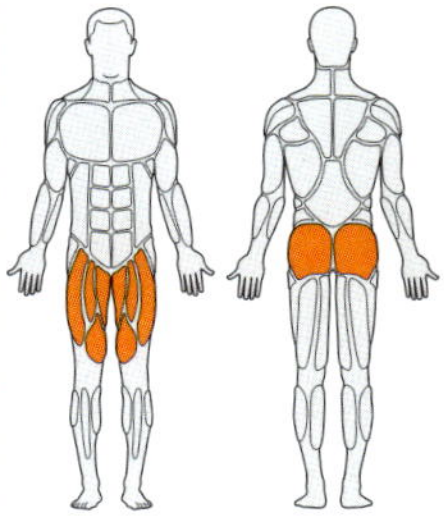

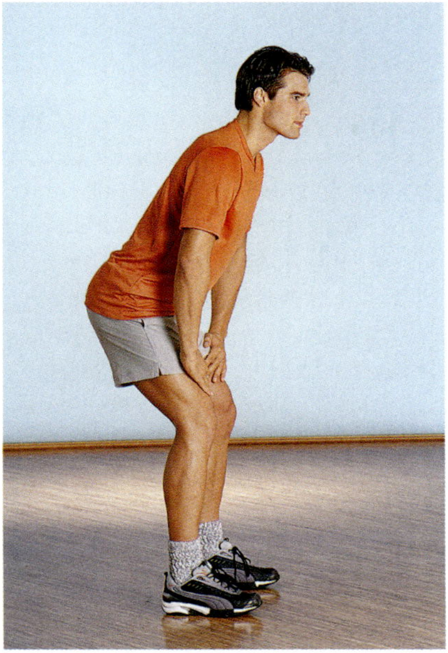

Ausgangsposition

Aus dem Stand mit schulterbreit und parallel ausgerichteten Füßen beugen Sie Ihre Beine und legen die Hände auf den Oberschenkeln ab. Achten Sie auf einen geraden Rücken. Der Kopf bildet die natürliche Verlängerung der Wirbelsäule.

Übungsausführung

Beugen Sie langsam die Beine und schieben Sie gleichzeitig das Gesäß nach hinten, als wollten Sie sich auf einen Stuhl setzen. Für das sichere Gleichgewicht neigt sich der Oberkörper mit geradem Rücken automatisch leicht nach vorn. Anschließend gehen Sie zurück in die Ausgangsposition.

Wichtige Hinweise

- Schieben Sie die Knie nicht nach vorn über die Zehenspitzen!
- Beugen Sie die Kniegelenke bis maximal 90 Grad!
- Das Körpergewicht sollte während der gesamten Bewegungsausführung auf den Fersen lasten.
- Trainieren Sie langsam und ruckfrei!
- Wenn Sie sich zu den Geübten zählen, können Sie die Übung durch ein Tube intensiver gestalten (kleines Bild).
- Die Kniebeuge eignet sich auch hervorragend zur Kräftigung der Gesäßmuskulatur.
- Die passenden Dehnübungen finden Sie auf den Seiten 95 unten und 96 oben.

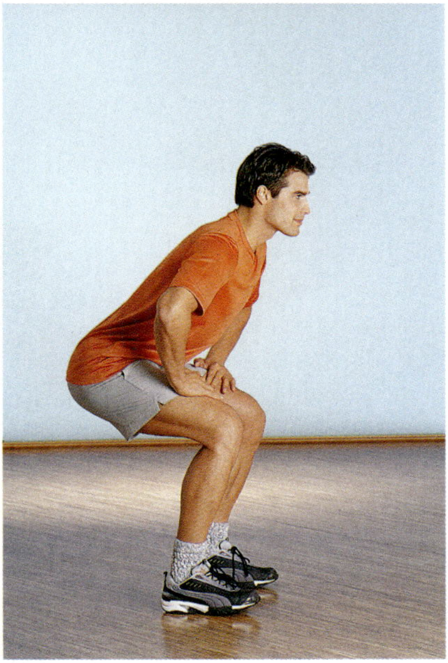

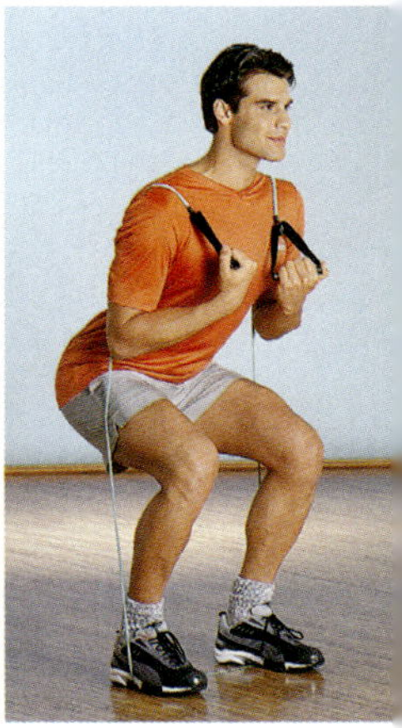

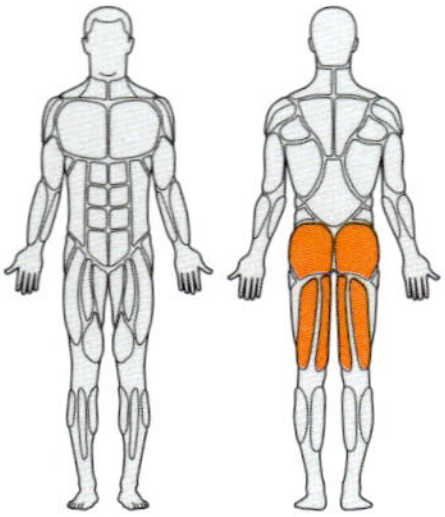

Hamstring Curl

Ausgangsposition

Im Vierfüßlerstand stützen Sie den Oberkörper auf den Unterarmen ab. Eine leichte Grundspannung im Oberkörper erleichtert eine sichere Position mit geradem Rücken. Richten Sie Ihren Blick zum Boden. Strecken Sie nun ein Bein nach hinten aus und ziehen Sie dessen Fußspitze locker in Richtung Schienbein.

Wichtige Hinweise

➤ Bei Kniebeschwerden legen Sie sich ein zusammengerolltes Handtuch unter das aufgestützte Knie.

➤ Je höher Sie in der Anfangsposition das gestreckte Bein halten, desto intensiver trainieren Sie zusätzlich die Gesäßmuskulatur. Vermeiden Sie jedoch unbedingt die Bildung eines Hohlkreuzes! Dies geschieht sehr leicht, wenn das Bein zu hoch angehoben wird.

➤ Auch durch die Verwendung von Gewichtsmanschetten kann die Intensität erhöht werden.

➤ Die passenden Dehnübungen für die hintere Oberschenkel- und Gesäßmuskulatur finden Sie auf den Seiten 95 unten und 96 unten.

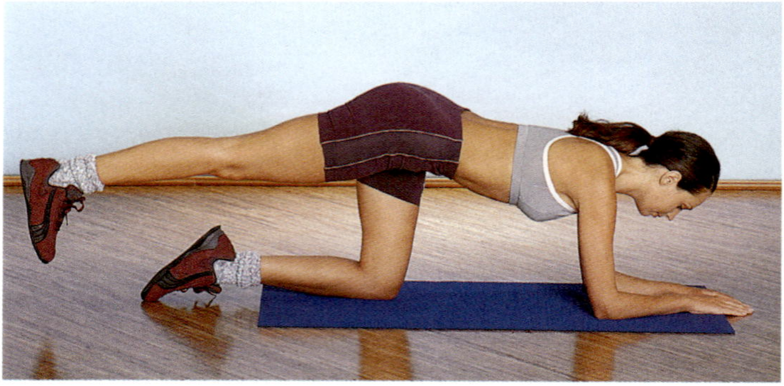

Übungsausführung

Beugen Sie das gestreckte Bein bis in die rechtwinklige Knieposition und mit so viel Kraft, als würden Sie gegen einen imaginären Widerstand arbeiten. Anschließend strecken Sie das Bein in die Ausgangsposition zurück. Trainieren Sie auch die andere Seite.

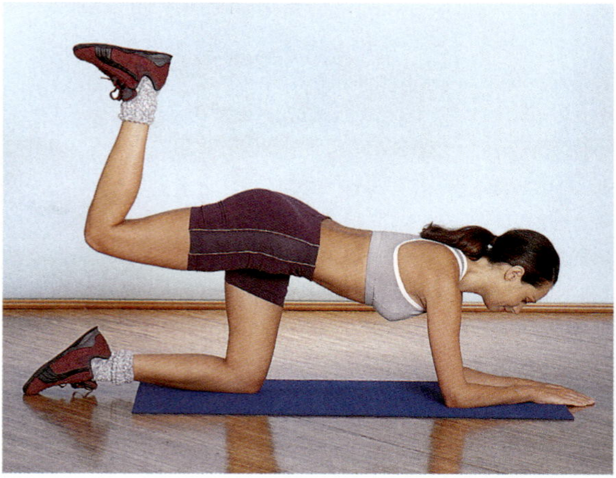

Adduktion in Seitlage

Ausgangsposition

In Seitlage legen Sie den Kopf locker auf dem Arm ab. Das untere Bein ist gestreckt, das obere angewinkelt und vor dem Körper abgelegt. Der obere Arm ist auf dem Boden aufgestellt und unterstützt Ihr Gleichgewicht.

Übungsausführung

Heben Sie das untere Bein so weit wie möglich vom Boden ab und senken Sie es danach in die Ausgangsposition zurück, ohne es auf dem Boden abzulegen.

- Trainieren Sie ohne Schwung! Es ist auf jeden Fall besser, die Bewegung kleiner durchzuführen, dafür aber mit Muskelkraft, als größer und mit Schwung!
- Das vordere abgelegte Bein können Sie auch mit einem stabilen Kissen oder Polster erhöhen. Für manche ist dies dann eine angenehmere Position.
- Trainieren Sie intensiver mit Gewichtsmanschetten an den Fußknöcheln.
- Die passende Dehnübung finden Sie auf Seite 97 oben.

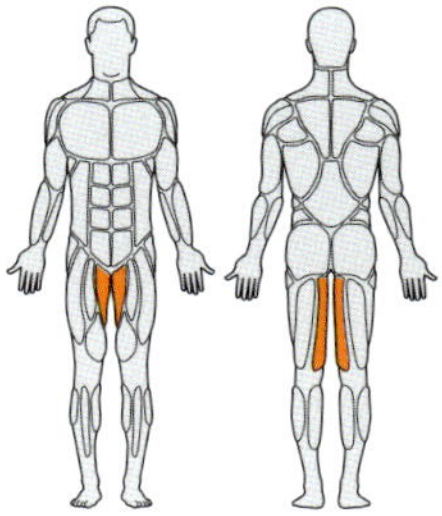

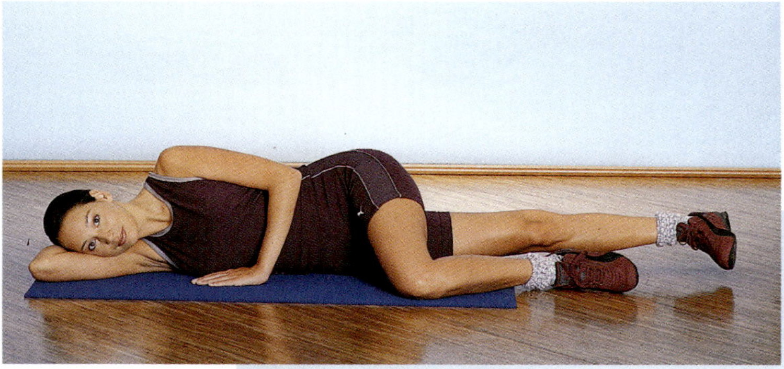

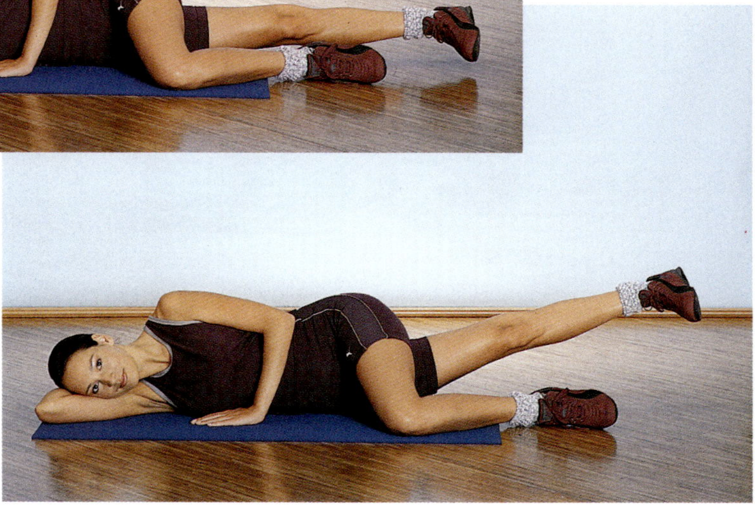

Wichtige Hinweise

- Wenn Sie direkt auf dem Hüftgelenk liegen, was äußerst unangenehm sein kann, drehen Sie Ihr Becken einfach ein kleines Stück nach vorn oder hinten.

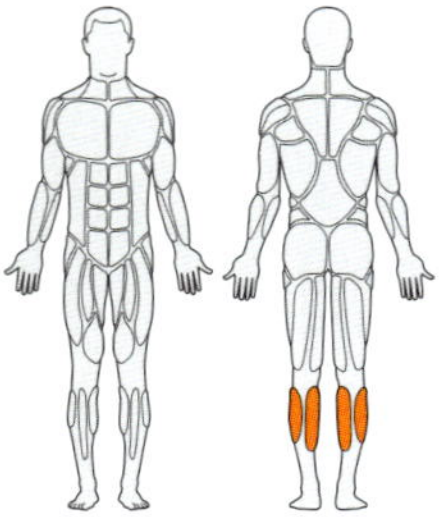

Wadenheben

Ausgangsposition

Sie stehen aufrecht und mit hüftbreit geöffneten Beinen hinter einem Stuhl, an dessen Lehne Sie sich zur Unterstützung des Gleichgewichts festhalten. Der Rücken ist gerade und der Blick geradeaus gerichtet.

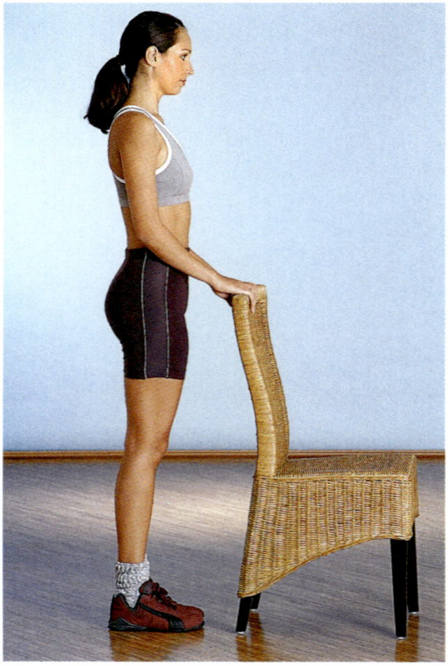

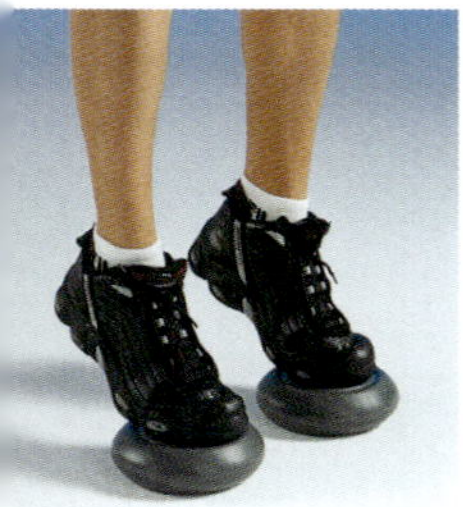

Übungsausführung

Heben Sie Ihre Fersen so weit wie möglich vom Boden ab, bis Sie auf den Zehenspitzen stehen. Anschließend führen Sie die Fersen zurück in die Ausgangsposition, jedoch ohne sie ganz auf dem Boden abzustellen – halten Sie sie leicht in der Luft.

Wichtige Hinweise

- Drücken Sie mit gleichmäßigem Krafteinsatz beider Beine!
- Die Übung wird wesentlich intensiver, wenn sie einbeinig durchgeführt wird.
- Der in der Grundübung relativ kleine Bewegungsradius wird erhöht, wenn Sie sich mit den Ballen auf eine Erhöhung stellen. Dies können z. B. zwei Hantelscheiben (siehe kleines Bild), ein einfaches Brett oder ein dickes Telefonbuch sein. Durch die nun größere Bewegung trainieren Sie intensiver.
- Die passende Dehnübung finden Sie auf Seite 98.

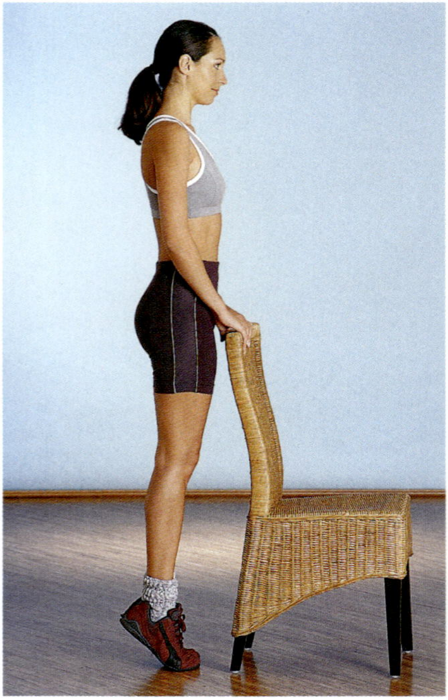

Training zur Ganzkörperstabilisation

Ellbogenstütz

Wichtige Hinweise

Für die drei Übungen auf dieser und der nächsten Seite gilt:

➤ Halten Sie genügend Körperspannung in der gesamten Muskulatur, damit die Haltepositionen stabil bleiben!

➤ Atmen Sie regelmäßig!

➤ Halten Sie Ihre Wirbelsäule stets in natürlicher gerader Stellung, lassen Sie sie nicht durchhängen.

➤ Die passenden Dehnübungen für Ihren Rumpf finden Sie auf den Seiten 94 unten und 95 oben.

Übungsausführung

In der Bauchlage stützen Sie sich mit den Unterarmen auf dem Boden ab. Die Beine sind etwa hüftbreit geöffnet, die Füße auf den Zehenspitzen aufgesetzt. Heben Sie nun Ihren gesamten Körper von der Matte ab, sodass er eine gerade Linie bildet. Der Blick ist zum Boden gerichtet, der Kopf bildet die natürliche Verlängerung der Wirbelsäule. Versuchen Sie, in dieser Position die Schulterblätter in Richtung Gesäß zu ziehen. Halten Sie diese Stellung je nach persönlichem Belastungsempfinden 20–30 Sekunden und atmen Sie regelmäßig. Anschließend die Position lösen, den Körper ablegen und entspannen.

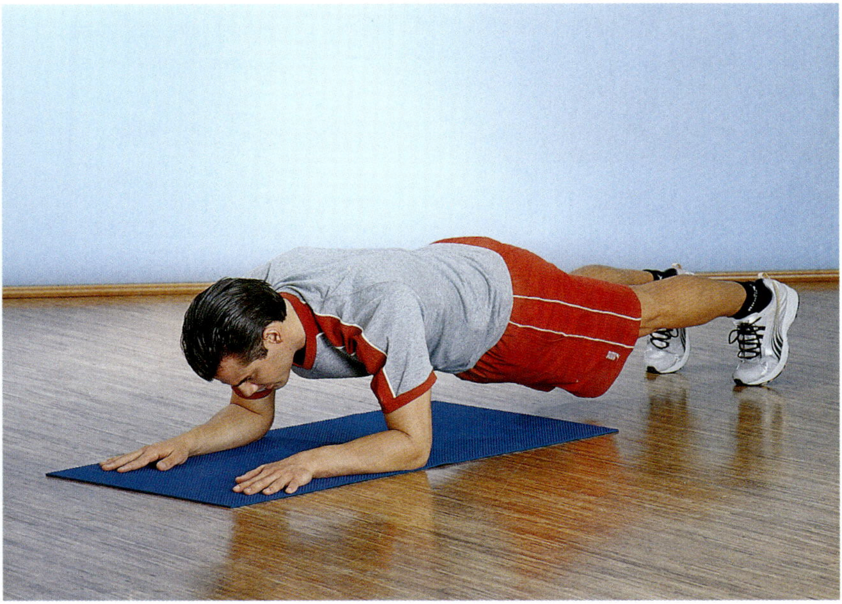

Seitlicher Ellbogenstütz

Übungsausführung

Beginnen Sie in der Seitlage und stützen Sie sich auf dem unteren Ellbogen auf der Matte ab. Die Füße liegen übereinander. Heben Sie nun das Becken so weit an, bis der gesamte Körper vom Kopf bis zu den Waden eine gerade Linie bildet. Der freie Arm kann für ein besseres Gleichgewicht vor dem Körper aufgesetzt werden. Halten Sie diese Position je nach persönlichem Belastungsempfinden 20–30 Sekunden oder länger und atmen Sie regelmäßig.

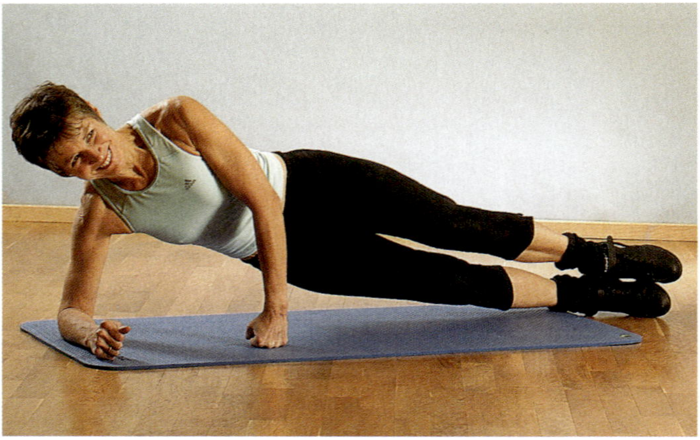

Diagonalstütz

Übungsausführung

Aus dem Vierfüßlerstand heraus heben Sie ein Bein und den gegengleichen Arm so weit an, bis eine gerade Linie mit dem Rücken entsteht. Richten Sie Ihren Blick zum Boden und halten Sie den Kopf in natürlicher Verlängerung der Wirbelsäule. Versuchen Sie, diese Position 20–30 Sekunden möglichst ruhig zu halten, und atmen Sie regelmäßig. Die Übung wird intensiver, wenn Sie die Ferse des angehobenen Beines fest nach hinten und die Hand des gehobenen Armes weit nach vorn schieben; die muskuläre diagonale Spannung wird dadurch erhöht. Trainieren Sie auch die andere Seite.

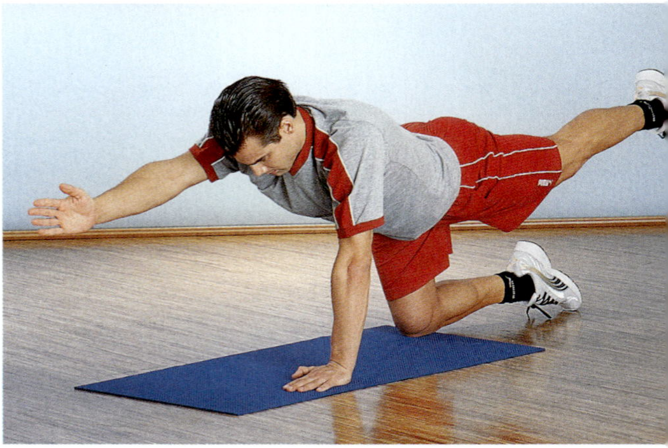

Dehnübungen

Entspannung contra Anspannung

Angespannte Muskeln verbindet man häufig vorschnell mit verspannten Muskeln. Einen gewissen Spannungszustand (Tonus) braucht jedoch jeder Mensch. Wie sonst könnten wir unsere aufrechte Körperhaltung gewährleisten? So muss z. B. die Rücken- und Bauchmuskulatur stets eine bestimmte Mindestspannung aufweisen, damit wir überhaupt stehen oder gerade sitzen können. Das Krafttraining allerdings hat eine vermehrte muskuläre Anspannung zur Folge, der natürliche Muskeltonus wird erhöht. Mit gezielten Entspannungsmethoden können wir diesen erhöhten Tonus auf das Ursprungsniveau senken, Verspannungen können vermieden werden.

Im Gesundheitssportbereich eignet sich dazu besonders gut eine Dehnmethode, die allgemein als Stretching bezeichnet wird. Stretching bedeutet »gehaltenes Dehnen«. Dazu nimmt man langsam und behutsam eine Dehnposition ein und hält diese etwa 30 Sekunden. Der folgende Katalog zeigt die wichtigsten Übungen.

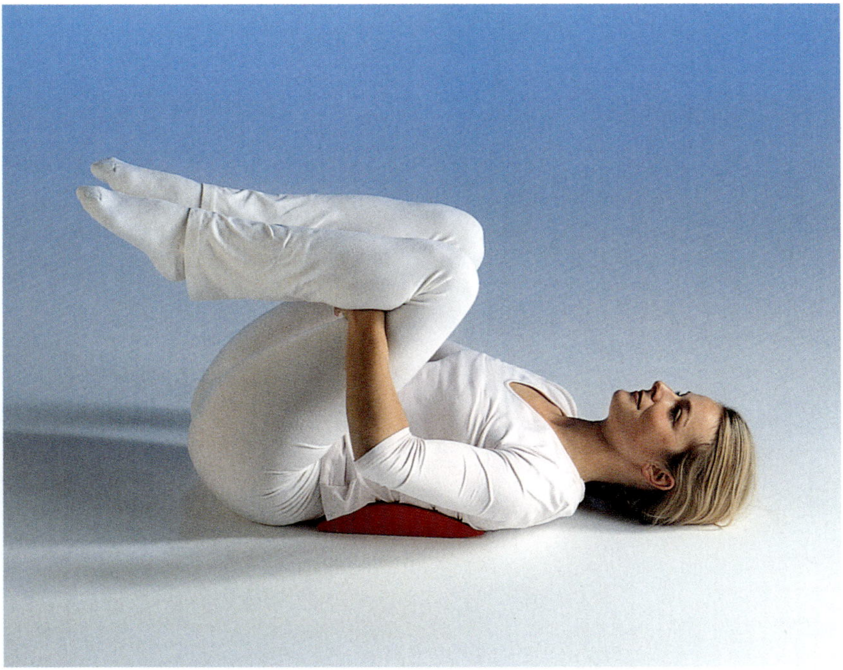

Das Stretching gilt als idealer Abschluss einer Trainingseinheit und hilft dem Körper, sich zu entspannen.

Übungskatalog Stretching

Seitliche Nackenmuskulatur

Übungsausführung

Im Sitzen oder Stehen legen Sie Ihren Kopf mit heruntergezogenen Schultern auf eine Seite. Halten Sie den Rücken gerade, der Blick ist nach vorn gerichtet. Die Dehnung kann verstärkt werden, wenn Sie – bei Dehnung der linken Seite – die rechte Hand über den Kopf führen, auf die linke Kopfhälfte legen und die Neigung des Kopfes verstärken. Seien Sie dabei sehr behutsam. Dehnen Sie beide Seiten.

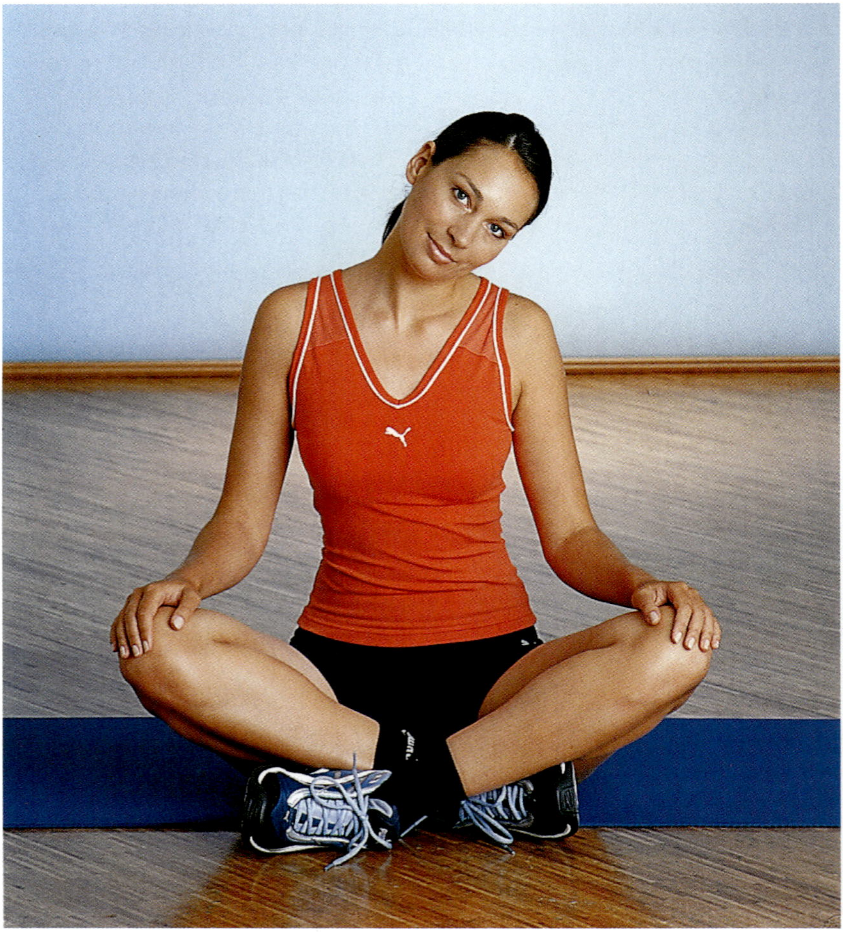

Hintere Nackenmuskulatur

Übungsausführung

Im Sitzen oder Stehen neigen Sie den Kopf nach vorn und ziehen das Kinn nach unten zur Brust. Ziehen Sie gleichzeitig die Schultern in Richtung Boden, der gesamte Rücken sollte dabei gerade bleiben. Verstärken Sie die Dehnung, indem Sie den Kopf mit beiden Händen umfassen und die Neigung des Kopfes verstärken.

Oberer Rücken

Übungsausführung

Setzen Sie sich auf einen Stuhl und halten Sie in Ihrer Vorstellung einen großen Gymnastikball. Ziehen Sie die Schultern nach unten und falten Sie Ihre Hände, die Handinnenflächen zeigen zur Brust. Machen Sie nun den oberen Rücken rund und ziehen Sie die Schultern aktiv weit nach vorn. Der Kopf befindet sich zwischen den Armen. Atmen Sie regelmäßig!

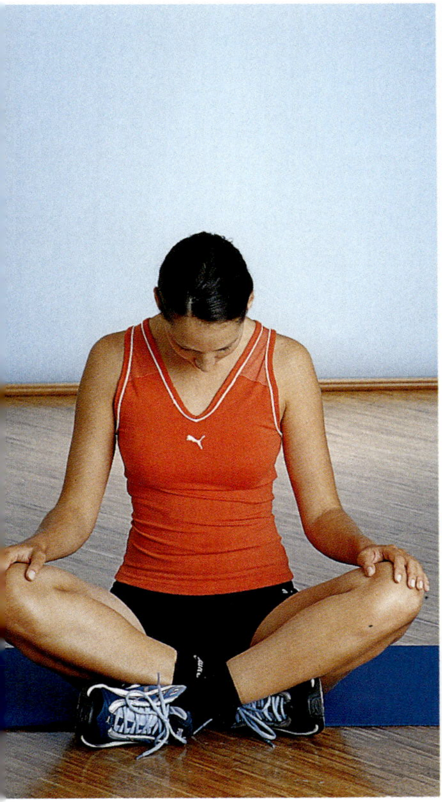

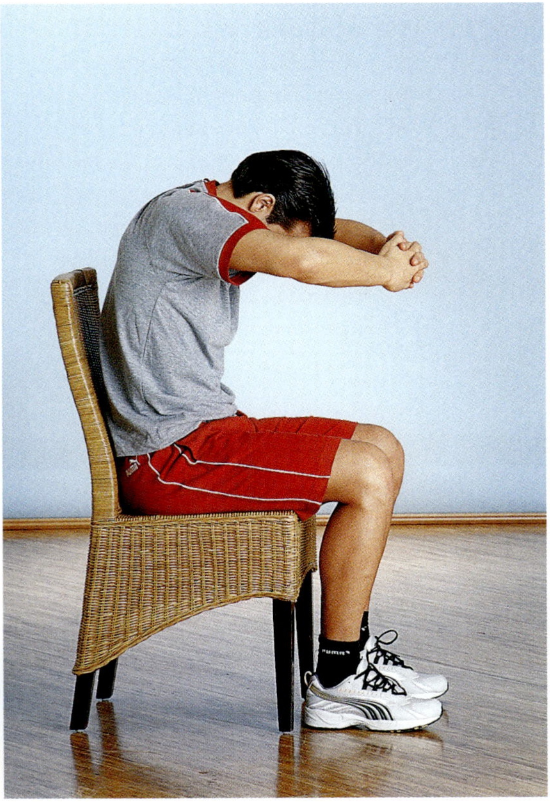

Schultern

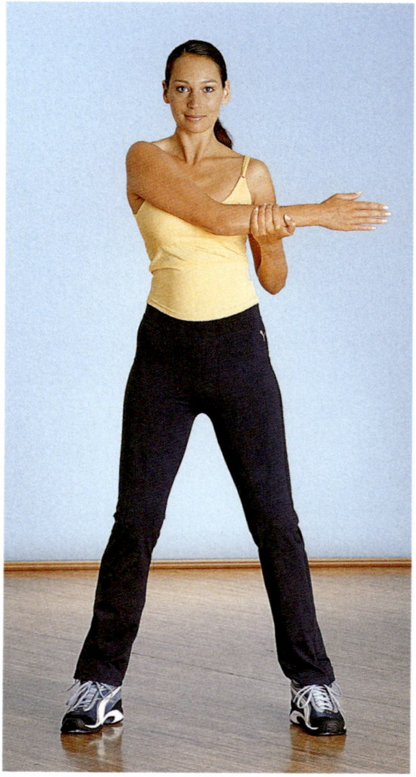

Übungsausführung

Führen Sie einen Arm vor die Brust und ziehen Sie dessen Oberarm mit der freien Hand an den Körper. Dabei senken Sie beide Schultern aktiv nach unten und machen Ihren Hals lang. Halten Sie den Rücken gerade. Dehnen Sie auch die andere Seite.

Rückenstrecker

Übungsausführung

Setzen Sie sich mit leicht angewinkelten und etwa schulterbreit geöffneten Beinen auf eine Matte. Beugen Sie Ihren Oberkörper nach vorn und greifen Sie von innen nach außen Ihre Fersen. Wenn Sie beweglicher sind, erreichen Sie mit Ihren Händen die Knöchel oder Fußsohlen. Lassen Sie den Kopf locker zwischen den Armen hängen.

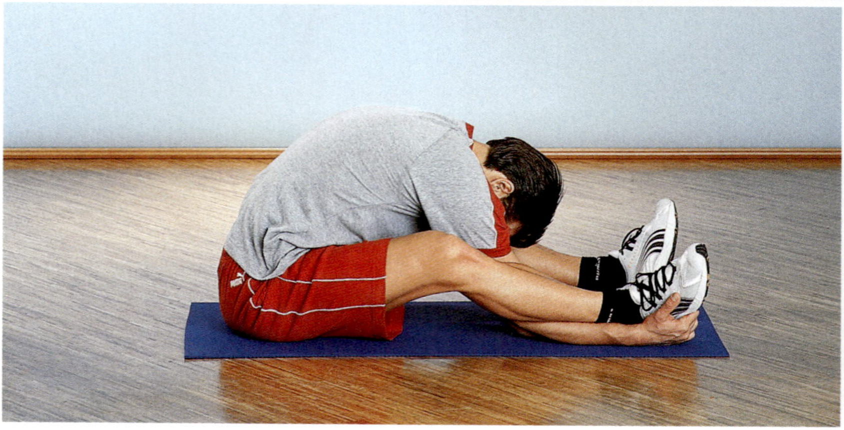

Armstrecker

Übungsausführung

Führen Sie einen Arm angewinkelt hinter den Kopf und legen Sie dessen Hand auf der Gegenschulter oder zwischen den Schulterblättern ab. Mit der freien Hand fassen Sie den Ellbogen des zu dehnenden Armes und ziehen ihn behutsam hinter den Kopf. Halten Sie den Rücken gerade und vermeiden Sie die Bildung eines Hohlkreuzes, entspannen Sie Ihren Nacken. Dehnen Sie beide Seiten.

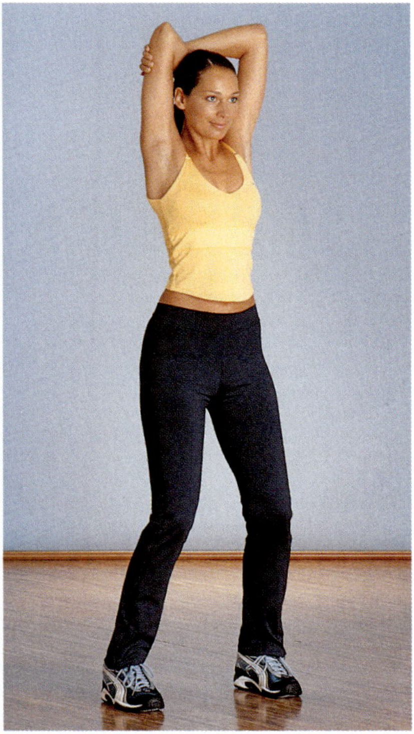

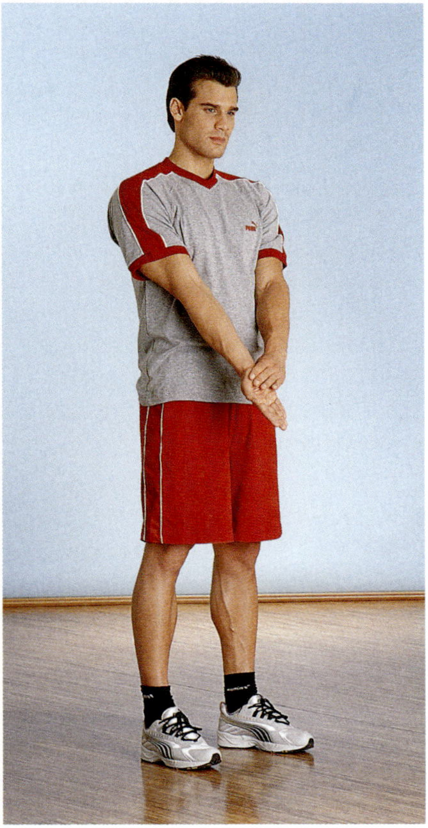

Armbeuger

Übungsausführung

Im Stehen oder Sitzen strecken Sie einen Arm nach vorn-unten, die Handfläche zeigt nach vorn, und ziehen die Schulter in Richtung Boden. Legen Sie die freie Hand auf den Handballen des gestreckten Armes und drücken Sie dessen Hand sanft nach unten. Dehnen Sie beide Seiten.

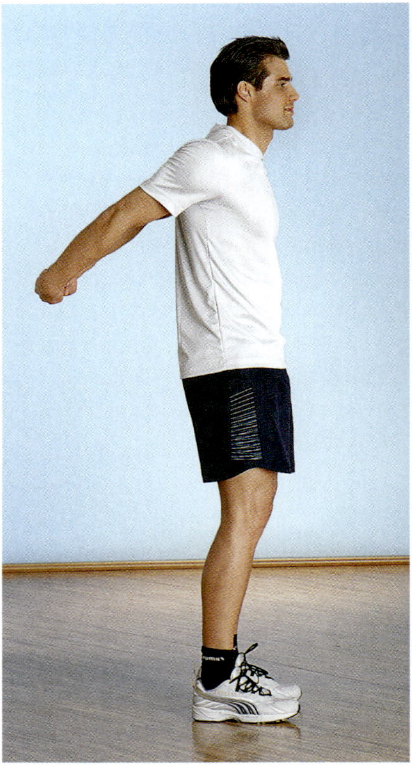

Brust

Übungsausführung
Im Stand mit leicht gebeugten Knien und entspannter Nacken- und Schultermuskulatur verschränken Sie zunächst beide Hände hinter Ihrem Rücken. Halten Sie die Ellbogengelenke leicht gebeugt. Heben Sie nun behutsam beide Arme gleichmäßig so weit nach hinten-oben, bis Sie eine angenehme Dehnung verspüren. Halten Sie dabei den Oberkörper aufrecht und weichen Sie nicht nach vorn aus!

Rumpfvorderseite

Übungsausführung
In Rückenlage strecken Sie die Beine und führen die Arme über den Kopf nach hinten. Strecken Sie nun den ganzen Körper lang aus und stellen Sie sich vor, es wolle Sie jemand auseinander ziehen.

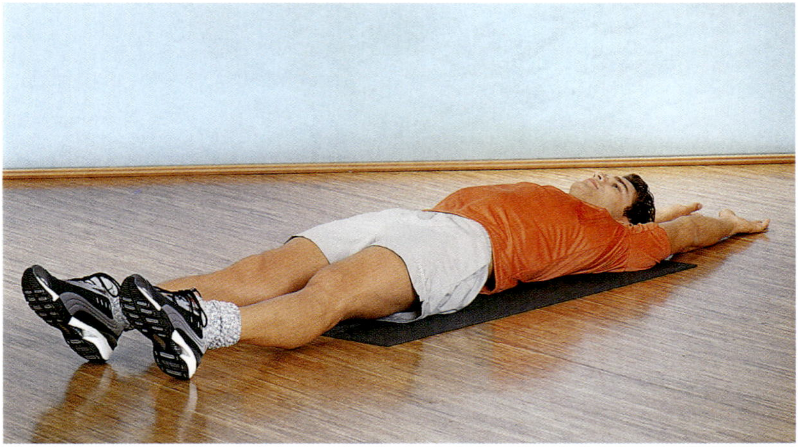

Die Dehnung der Bauchmuskulatur wird intensiver, wenn Sie versuchen, den Bauch aktiv einzuziehen. Vergessen Sie allerdings nicht, regelmäßig zu atmen!

Rumpf seitlich

Übungsausführung
In Rückenlage stellen Sie beide Beine so auf, dass der Winkel im Kniegelenk etwa 90 Grad beträgt. Legen Sie Ihre Arme mit den Handflächen nach oben in Schulterhöhe flach auf den Boden. Halten Sie Ihre Beine zusammen, beide Knie und beide Füße berühren sich. Legen Sie nun die angewinkelten Beine auf eine Seite ab und drehen Sie den Kopf auf die Gegenseite. Halten Sie beide Schultern möglichst auf dem Boden und atmen Sie tief in die offene Flanke. Dehnen Sie anschließend die andere Seite.

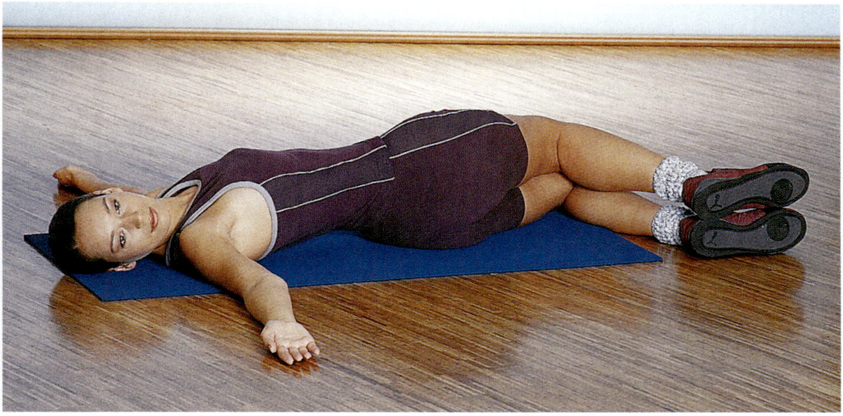

Gesäß

Übungsausführung
In Rückenlage stellen Sie das linke Bein auf und legen den rechten Fuß nahe dem Knie auf den linken Oberschenkel. Fassen Sie nun mit beiden Händen den linken Oberschenkel oder die Kniekehle und ziehen Sie das Bein vorsichtig zum Oberkörper. Drehen Sie dabei das rechte Knie etwas nach außen. Die Dehnung spüren Sie in der rechten Gesäßhälfte. Dehnen Sie auch die andere Seite.

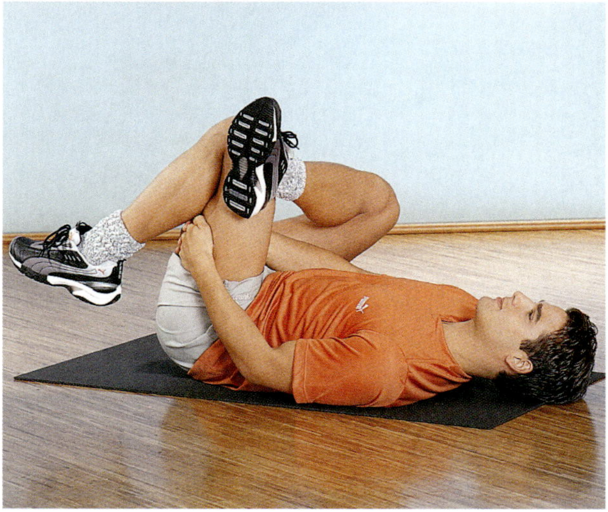

Beinstrecker

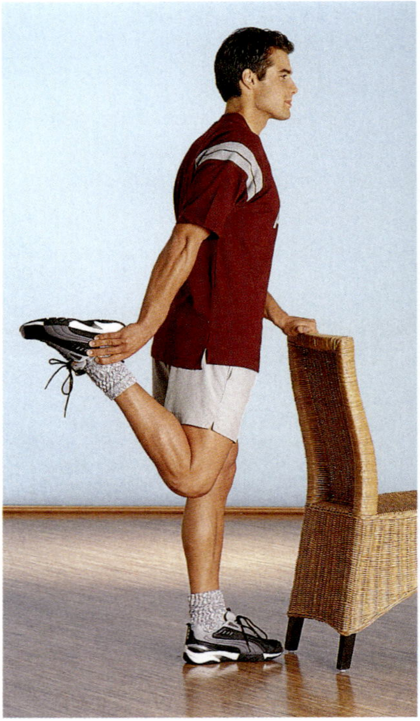

Übungsausführung

Im Stand winkeln Sie ein Bein nach hinten an und umfassen dessen Ferse mit der seitengleichen Hand. Ziehen Sie nun die Ferse in Richtung Gesäß, schieben Sie gleichzeitig das angewinkelte Bein vorsichtig nach hinten und richten Sie das Becken auf. Heben Sie dabei das Knie nicht zur Seite weg. Zum besseren Halten des Gleichgewichts können Sie sich an einer Stuhllehne festhalten. Dehnen Sie beide Seiten.

Beinbeuger

Übungsausführung

In Rückenlage stellen Sie ein Bein auf und heben das andere gebeugt zur Decke. Umfassen Sie den Oberschenkel des angehobenen Beines mit beiden Händen und ziehen Sie ihn vorsichtig zum Oberkörper. Kopf, Schultern und Nacken bleiben entspannt auf der Matte liegen. Vermeiden Sie ein gleichzeitiges Anheben des Beckens. Dehnen Sie vorsichtig beide Seiten.

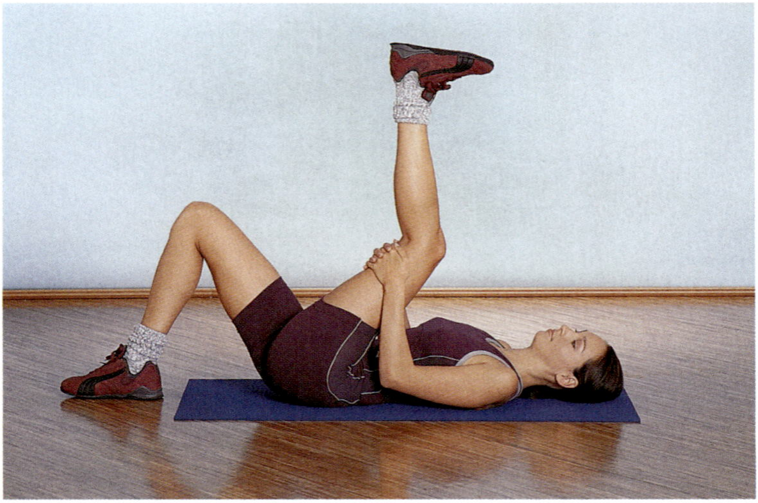

Adduktoren

Übungsausführung
In Rückenlage ziehen Sie zunächst beide Knie zur Brust. Anschließend öffnen Sie die Knie und strecken vorsichtig beide Beide nach außen. Zur Stabilisierung dieser Position legen Sie die Hände auf die Innenseiten der Oberschenkel und stützen damit Ihre Beine. Die Übung wird intensiver, wenn Sie die Zehenspitzen zu den Knien hin anziehen. Versuchen Sie, Kopf, Nacken und Schultern entspannt auf dem Boden liegen zu lassen.

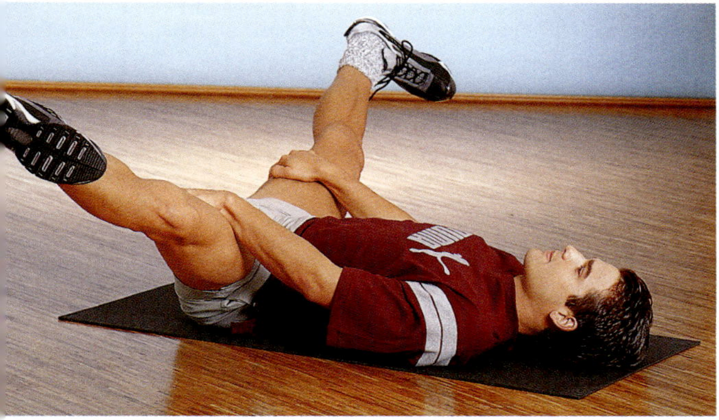

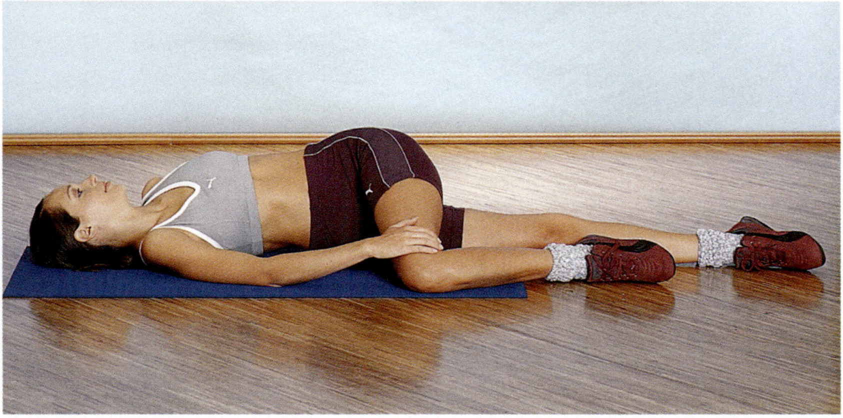

Abduktoren

Übungsausführung
In Rückenlage strecken Sie das rechte Bein aus und stellen Sie das linke auf. Legen Sie nun das angewinkelte linke Bein über das rechte auf dem Boden ab und fixieren Sie es mit der rechten Hand auf Höhe des Kniegelenkes. Der Blick ist zur Decke gerichtet, beide Schultern halten Kontakt mit der Matte. Dehnen Sie auch die andere Seite.

Wade

Übungsausführung

In weiter Schrittstellung beugen Sie das vordere Bein und strecken das hintere, welches eine Linie mit dem Oberkörper bildet. Durch behutsames weiteres Beugen des vorderen Beines und In-den-Boden-Drücken der hinteren Ferse spüren Sie die Dehnung in der hinteren Wade. Der vordere Unterschenkel steht senkrecht, das Knie sollte nicht bis über die Zehenspitzen reichen. Sollte die Dehnung zu gering ausfallen, machen Sie einen größeren Ausfallschritt. Dehnen Sie auch das andere Bein.

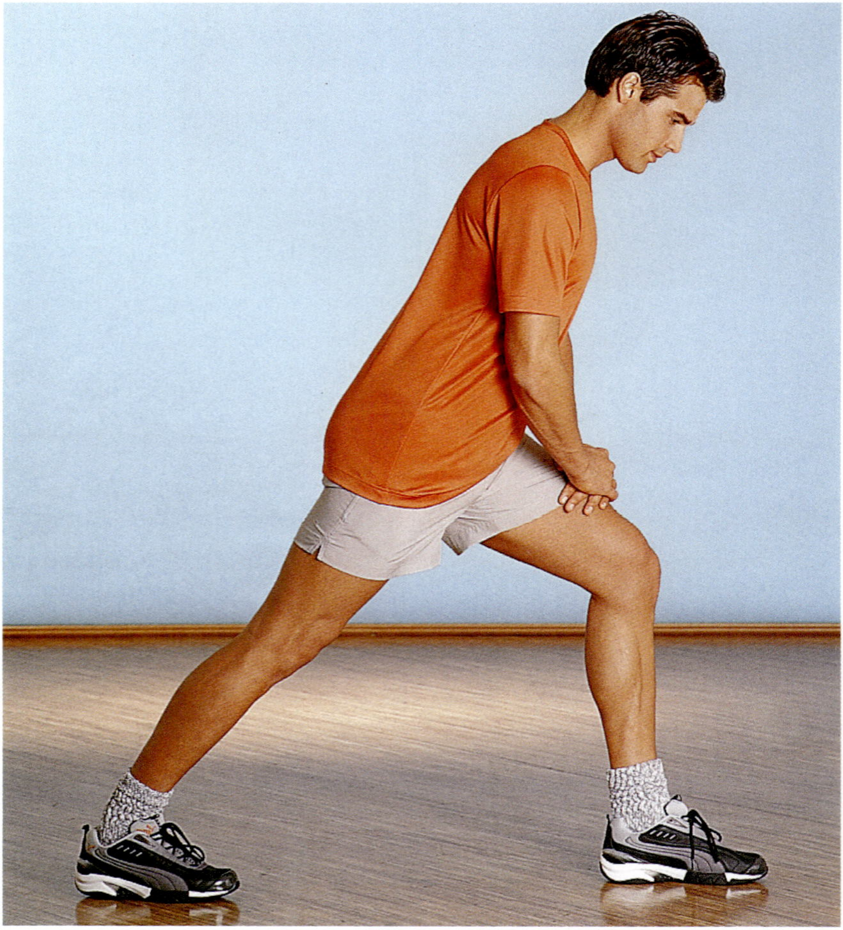

Optimal trainieren

Fast keine Gesundheits-, Fitness- oder Lifestyle-Zeitschrift und fast keine Fachlektüre verzichtet auf die Darstellung von Trainingsplänen, die dem Leser einen bestimmten Übungs- oder Programmablauf empfehlen. Diese Pläne haben durchaus ihre Berechtigung, jedoch berücksichtigen sie die individuellen Voraussetzungen, Bedingungen oder Zielsetzungen des Lesers kaum. Es ist ähnlich wie bei einer Food-Zeitschrift: Viele abgebildete Gerichte sollen uns Appetit machen. Was aber, wenn keines dieser Gerichte unseren Geschmack trifft? Bestimmt haben Sie jetzt schon die gleiche Idee wie ich: Wer kein Rindfleisch isst, tauscht es einfach durch eine andere Fleischsorte aus. Wer keinen Koriander mag, lässt ihn einfach weg usw. Bei den vielen Trainingsplänen, die Ihnen einen stärkeren Rücken oder eine bessere Figur versprechen, verfahren Sie genauso. Bei Beschwerden in den Schultern lassen Sie einfach alle Übungen, bei denen Gewichte über den Kopf gedrückt werden sollen, weg. Wenn Sie die Übung »Kurzhanteldrücken« langweilig finden, ersetzen Sie sie durch die Übung »Liegestütz«, welche die gleiche Muskelgruppe trainiert.

Alle vorgefertigten Kochrezepte und Trainingspläne haben deshalb eines gemein: Sie dienen eigentlich nur als Idee, welche individuell und nach eigenem Geschmack modifiziert werden kann und auch soll. Denn nur ein Privatkoch oder ein professioneller Trainer, der seinen Kunden kennt, mit ihm über seinen Geschmack, seine Ziele und Wünsche, aber auch über seine Verträglichkeiten, Probleme und Trainingsmöglichkeiten gesprochen hat, ist in der Lage, einen optimalen Trainingsplan aufzustellen beziehungsweise das Gericht zu bereiten, welches uns schmeckt. Oder aber man tut dies für sich selbst, vorausgesetzt, man besitzt das dafür notwendige Handwerkszeug und Wissen.

Als Leser dieses Buches haben Sie sich das notwendige Wissen über das »sanfte Krafttraining« angeeignet. Das nächste große Kapitel widmet sich abschließend der Organisation des Trainings und klärt die letzten offenen Fragen, die beantwortet sein müssen, um für sich selbst einen optimalen Trainingsplan erstellen zu können.

Die Trainingseinheit

Ungeachtet des Trainingsniveaus, der Trainingsintensität oder -dauer soll bezüglich der Trainingswirkung und der Gesundheitsverträglichkeit auf keine der drei Hauptphasen verzichtet werden:

1. **Phase:** Warm-up (Aufwärmen)
2. **Phase:** Übungsprogramm sanftes Krafttraining (Workout)
3. **Phase:** Cool-down (Abkühlen)

Dieses einfache 3er-System des Trainingsaufbaus gilt praktisch für jede beliebige Sportart. Die 2. Phase stellt den *Hauptteil* dar und ist stets die eigentliche Sportart, welche ausgeführt wird. In unserem Fall ist es das »sanfte Krafttraining«.

Warm-up

Die Aufwärmphase ist der Teil, welcher unmittelbar vor dem Hauptteil einer Trainingseinheit steht. Das Warm-up ist quasi wie der Trailer zu einem guten Film. Es macht neugierig auf mehr und stimmt positiv auf das bevorstehende Ereignis ein.
Kein Körper kann von 0 auf 100 die benötigte Leistung erbringen. Jeder Organismus braucht Zeit, um sich an höhere Belastungen zu gewöhnen. Dazu dient das Aufwärmtraining. Es beansprucht verschiedene Organsysteme und Strukturen und bereitet diese auf eine höhere Belastung vor. Es ist jedoch immer wieder zu beobachten, dass sogar erfahrene Kraftsportler die Wichtigkeit dieser Phase unterschätzen und auf das Aufwärmen häufig ganz verzichten; ob aus Zeitmangel oder Unwissenheit, bleibt dahingestellt. Auch wird oft angenommen, dass bei warmem Wetter der Körper schon aufgewärmt sei und das eigentliche Aufwärmtraining keinen Sinn mache. Dies ist jedoch so nicht richtig. Am Ende des Kapitels werden Sie wissen, warum.

Der Körper ist nicht automatisch »aufgewärmt«, wenn im Sommer hohe Außentemperaturen herrschen!

In der Hauptsache werden dem Warm-up folgende Wirkungen zugeschrieben:

- Verbesserung der physischen und psychischen Leistungsbereitschaft
- Verbesserung der Bewegungskoordination
- Verringerung des Verletzungsrisikos

Beim »sanften Krafttraining« sollte man eine mindestens 15-minütige Aufwärmzeit einplanen. Gliedern Sie diese Zeit in drei Phasen:

1. **Phase:** Allgemeines Aufwärmen
2. **Phase:** Individuelles Aufwärmen
3. **Phase:** Spezifisches Aufwärmen

Das allgemeine Warm-up

Das allgemeine Warm-up sollte etwa 10 Minuten in Anspruch nehmen. Es ist durch eine geringe bis mittlere Ausdauerleistung (Ausdauertraining, Cardiotraining) gekennzeichnet. Im Fitness-Studio eignen sich dazu die Fahrräder oder die Stepper und Laufbandgeräte. Beim Training im Freien kann man locker walken, laufen oder Fahrrad fahren. Zu Hause macht man einfach leichte, ausdauernde aerobische Übungen, wie z. B. Gehen auf der Stelle, Side-steps oder Knee-lifts, alles unter Einbeziehung der Arme. Die

Höhe des Pulses sollte beim allgemeinen Warm-up einen Wert von »160 minus Lebensalter« nicht überschreiten. Wer kein Herzfrequenz-Messgerät zur Verfügung hat, steuert seine Belastung so, dass eine Intensität gewählt wird, bei der noch problemlos ein zusammenhängendes Gespräch geführt werden könnte.
Das allgemeine Aufwärmen erfüllt folgende Funktionen:

Erhöhung der Körperkerntemperatur

Sie steigt auf 38,5–39 °C an. Diese Tempereratur gilt als optimal und sichert die erforderliche Geschwindigkeit der biochemischen Stoffwechselvorgänge. Die einhergehende erhöhte Durchblutung sorgt für die notwendige Sauerstoffversorgung des Organismus und verbessert die nervale Leitgeschwindigkeit (Nervenimpulsweitergabe) als Vorausetzung für eine hohe Kontraktionsgeschwindigkeit der Muskulatur. Schon die Erhöhung der Körperkerntemperatur um 2 °C bewirkt diesbezüglich eine Verbesserung um 20 Prozent! Durch die bessere Nervenimpulsweitergabe steigen zudem die Konzentrations- und Koordinationsfähigkeit. Aufmerksamkeit und Reaktionsfähigkeit werden intensiviert.

Verletzungsprophylaxe

Durch die Reduzierung der inneren Reibungskräfte werden Muskulatur, Sehnen und Bänder elastischer und dehnfähiger, ihre Rissanfälligkeit sinkt. Durch den gleichmäßigen und behutsamen Wechsel von Druck und Entlastung auf die Gelenkknorpel wird die Produktion von Gelenkflüssigkeit angeregt, der Knorpel wird besser »durchsaftet«, die Pufferfunktion und -fähigkeit steigen.

Mobilisation der kardiopulmonalen Leistungsfähigkeit

Dies bedeutet, dass das aktive Aufwärmen die Leistungsfähigkeit des Herz-Kreislauf- und des Herz-Lungen-Systems anregt (=Steigerung der Herzfrequenz und Erhöhung der zirkulierenden Blutmenge in die entsprechenden Verbrauchsorgane; verbesserte Sauerstoffanreicherung des Blutes). Die dadurch verbesserte Energieversorgung der Muskeln bringt eine erhöhte Leistungsfähigkeit mit sich.

Das individuelle Warm-up

Es richtet sich nach den persönlichen Voraussetzungen und Vorlieben des Trainierenden. Eigentlich vermischt sich diese Phase des Aufwärmens mit der allgemeinen und spezifischen Aufwärmung. Berücksichtigt werden Belastungsverträglichkeiten oder -unverträglichkeiten, eventuelle Verletzungen oder Bewegungseinschränkungen sowie individuelle körperliche Voraussetzungen. Ist einem Sportler z. B. bekannt, dass er unter bestimmten Muskelverkürzungen leidet, kann er diese im Rahmen des Aufwärmtrainings speziell dehnen; oder leidet er z. B. an den Nachwirkungen einer Verletzung im Schulterbereich, kann er das Gelenk entsprechend intensiver, aber dennoch schonend mobilisieren.

Das spezifische Warm-up

Es richtet sich nach der Form der Belastung beim Muskeltraining. Da die Belastungen der Muskeln und Gelenke beim sanften Krafttraining relativ gering sind, genügt eine vorherige Mobilisation der Gelenke, die bei den Übungen beansprucht werden. Bei der Übung »Liegestütz« wären dies z. B. vorwiegend die Schultergelenke, welche durch immer größer werdende Kreisbewegungen mobilisiert werden können. Zusätzlich kann man die Muskeln behutsam vordehnen (Pre-Stretch), welche in der Haupttrainingsphase vorwiegend trainiert werden. Auch wenn dem Pre-Stretch sportwissenschaftlich keine fundierten Vorteile zugesprochen werden, fühlen sich die meisten Trainierenden nach einem Vordehnen der Muskulatur wohler und besser auf das Training vorbereitet. Probieren Sie es einfach selbst aus!

Gut zu wissen!

Der Pre-Stretch ist das Dehnen der Muskulatur vor Trainingsbelastungen. Es wird weniger intensiv durchgeführt als das Stretching nach dem Training. Die Haltephasen der Dehnstellungen sind deutlich kürzer und betragen etwa nur 10 Sekunden gegenüber etwa 30 Sekunden beim Stretching in der Cool-down-Phase.

Der Übungsteil – das Workout

Der wesentliche Teil einer kompletten Trainingseinheit ist der Hauptteil, auch Workout genannt, also die Belastungsphase, welche auf unsere persönlichen Ziele und Bedürfnisse ausgerichtet ist. Hier ist dies das »sanfte Krafttraining«, de facto eine Auswahl der Übungen, welche mithilfe des Übungskataloges ab Seite 53 zusammengestellt werden können. Suchen Sie sich anhand dieses Kataloges Ihre persönlichen Übungen aus, vervollständigen Sie sie mit weiteren Übungen, die Ihnen bekannt sind, oder fragen Sie Ihren Trainer nach den vielen Variationen und Abwandlungen mit Hanteln, an Maschinen und Seilzügen.
Die Auswahl möglicher Kraftübungen ist fast grenzenlos, sodass in diesem Buch verständlicherweise nur ein kleiner Querschnitt geliefert werden konnte. Dieser genügt jedoch für einen soliden Grundstock und um für viele Monate ein abwechslungsreiches Training zu garantieren. Neue Übungen lernt man im Laufe seiner Trainingskarriere oft durch Zeitschriften oder weitere Literatur kennen.

Wichtig:

Trotz des häufigen Wunsches, sich nur individuell vorhandenen »Problemzonen« zu widmen, sollte niemand die Bedeutung eines ausgewogenen Ganzkörpertrainings außer Acht lassen.

Cool-down

Nach dem Workout – dem sanften Krafttraining – folgt das Cool-down (Abkühlen, manchmal auch Abwärmen genannt). Das aktive Cool-down bedeutet eine wesentliche Erleichterung für unseren Organismus und fördert die körperliche Regeneration. Es nimmt deshalb einen ebenso wichtigen Stellenwert ein wie das Warm-up und sollte niemals vernachlässigt werden. Letztendlich ist die Cool-down-Phase für eine optimale Leistungsanpassung und -steigerung unentbehrlich.
Das Cool-down besteht in der Regel aus zwei unterschiedlichen Phasen:
1. Phase: Sie ist durch lockeres Ausdauertraining in geringer Intensität gekennzeichnet. Man nennt dies »Auslaufen«.
2. Phase: Hierbei werden die Muskeln, welche im Hauptteil vorwiegend beansprucht wurden, behutsam gedehnt. Zum sanften Krafttraining passt hier das so genannte Stretching.

Auslaufen nach dem Krafttraining
Mit dem Auslaufen werden Herz-Kreislauf-Aktivität und Stoffwechsel erneut behutsam gesteigert, was zu einem schnelleren Abtransport von Stoffwechselendprodukten führt, welche beim Krafttraining angefallen sind. Außerdem bereitet es den Körper auf die 2. Phase des Cool-down, das Stretching, optimal vor.

Hinweise zur Durchführung:
- Lockeres Cardiotraining nach Wahl in geringer Intensität. Sie können hierbei die gleichen Bewegungsformen wählen wie beim Aufwärmen.
- Der Trainingspuls (Intensität) erreicht dabei Werte, die denen des Warm-up entsprechen.
- Dauer des Auslaufens: 5–15 Minuten.

Stretching nach dem Krafttraining
Stretching, die 2. Phase des Cool-down, ist ein weiterer wichtiger Schritt in Richtung Erholung und Regeneration. Durch die Kräftigungsübungen im Hauptteil wurde der Muskeltonus der belasteten Muskulatur erhöht. Stretching ist hier die geeignete Methode, um möglichst schnell den Ausgangstonus wieder zu erreichen. Ohne das bewusste Dehnen der Muskulatur würde ein submaximal beanspruchter Muskel etwa 48 Stunden benötigen, um aus »eigener Kraft« in den Ausgangstonus zurückzugelangen. Durch Stretching geschieht dies in wesentlich kürzerer Zeit. Das Dehnprogramm wird in einer sehr ruhigen Gangart durchgeführt, es ist eine in den Bewegungen relativ langsame und behutsame Trainingsform. Ob als Cool-down oder zur täglichen Entspannung ausgeführt, die folgenden Hinweise fördern die Wirksamkeit.

Hinweise zur Durchführung:

- Legen Sie sich eine Gymnastikmatte oder eine dicke Wolldecke zurecht.
- Wenn nötig, ziehen Sie sich einen Pullover über. Sie sollten nicht frieren oder im Durchzug liegen.
- Wenn es Ihre Entspannung fördert, verdunkeln Sie den Raum. Wenn Sie im Studio trainieren, suchen Sie sich am besten eine Trainingsecke mit möglichst wenig Publikumsverkehr.
- Entspannungsmusik über Ihre Musikanlage oder einen Walk- oder Discman kann der Konzentrationsfähigkeit dienlich sein.
- Atmen Sie während der Übungen gleichmäßig, ruhig und bewusst, jedoch nicht gezwungen. Lassen Sie den Atem in seinem natürlichen Rhythmus fließen.
- Begeben Sie sich stets langsam in die jeweilige Dehnposition, bis Sie eine leichte und noch angenehme Spannung im entsprechenden Muskel spüren. Widmen Sie Ihre ganze Aufmerksamkeit dem zu dehnenden Muskel, seien Sie ganz bei ihm. Begeben Sie sich ebenso langsam aus der Dehnposition wieder heraus.
- Wenn Sie als Einsteiger nicht auf Anhieb den der Übung entsprechenden Muskel spüren, versuchen Sie, durch kleine und sensible Änderungen die Dehnposition zu korrigieren.
- Das erste Ziehen im Muskel verringert sich nach einigen Sekunden. Versuchen Sie beim nächsten Ausatmen vorsichtig die Dehnung wieder zu verstärken.
- Halten Sie jede Dehnposition 20, besser 30 Sekunden (oder mindestens 3–5 ruhige, natürliche Atemzüge).
- Wippende oder federnde Bewegungen sind kontraproduktiv und können zu Verletzungen führen.
- Dehnen Sie stets ohne Schmerzen! Ein leichtes Ziehen ist jedoch erlaubt und wünschenswert.
- Vermeiden Sie während des gesamten Übungsablaufs schnelle oder abrupte Bewegungen.
- Stretching kann auch als eigenständiges Entspannungstraining ohne vorheriges Krafttraining gestaltet werden. Wenn Sie sich an einem festgelegten Tag oder nur mal zwischendurch dafür entscheiden, vergessen Sie auf keinen Fall, sich vorher einige Minuten aufzuwärmen. Angewärmte und durchblutete Muskeln sind weniger verletzungsanfällig.

Eine Auswahl der wichtigsten Dehnübungen finden Sie ab Seite 90.

Die Regeneration

Regenerative Maßnahmen wirken der Erschöpfung, die durch jedes Training entsteht, entgegen, dienen der Erholung und leiten die Vergößerung der Energiespeicher ein. Sie legen den Grundstein für eine verbesserte Trainingsleistung und eine allgemein höhere Belastungstoleranz im Alltag, da sich die Anpassung des Trainings nicht während, sondern erst in der Folge des Trainings, also danach vollzieht!

Die Regeneration beginnt bereits mit dem Cool-down. Auslaufen und Stretching haben also eine ausgesprochen wichtige Bedeutung im Prozess der Erholung. Sie sind das perfekte Ende eines jeden Trainings und gelten gleichzeitig als erster Baustein der Regenerationsphase. In dieser Phase passt sich der Körper dem Training an, er reagiert auf die Belastungen, die beim Training auf ihn eingewirkt haben. Die Regeneration ist demnach der Schlüssel zur Leistungssteigerung. Vergleichen Sie dazu auch das Kapitel »Anpassung des Körpers an das Training« ab Seite 46.
Etliche aktive und passive Maßnahmen stehen zur Verfügung, mit denen wir unseren Körper wieder auftanken und ihn in seiner Regeneration unterstützen können. Wie weit jeder Einzelne diese in seiner trainingsfreien Zeit durchführen kann, ist sehr unterschiedlich und muss natürlich auf die persönlichen Bedürfnisse und Gegebenheiten abgestimmt werden. Hier sind einige Vorschläge.

Sauna

Die Sauna ist wohl die am meisten genutzte und bekannte Möglichkeit zur Entspannung und Erholung. Viele besuchen sie, damit – besonders im Winter – die Abwehrkräfte steigen. Nach einem Saunabesuch fühlt man sich wohl und angenehm müde. Um den Kreislauf nicht zu sehr zu belasten, sollte der erste Saunagang frühestens 20 Minuten nach Beendigung des Haupttrainings erfolgen. Diese Zeit hat man leicht nach einem ausgiebigen Dehnprogramm und einer gründlichen Dusche hinter sich. Wer die Hitze und die trockene Luft der finnischen Sauna (90–95 °C) nicht verträgt, für den eignen sich hervorragend die Bio-Sauna oder das Dampfbad. Diese sind mit etwa 45– 60 °C wesentlich kühler und luftfeuchter.

Massage

Massagen wirken sehr entspannend auf den Körper und seinen Organismus. Ob Wellness- oder Fitnessmassage, Partner- oder Selbstmassage, mit einem »Igelball« oder einem anderen Massagegerät, Shiatsu oder Fußreflexzonenmassage – alle Formen sind bestens zur Erholung und Entspannung geeignet.

Im Zusammenhang mit der Regeneration interessiert hierbei vor allem ihre positive Einwirkung auf den Blut- und Lymphstrom und die Muskulatur. Eine so genannte Wiederherstellungsmassage beschleunigt den Flüssigkeitsumlauf im Körper und den damit verbundenen schnelleren Abtransport von Stoffwechselschlacken. Sie kann Verspannungen lösen, von Schmerzzuständen befreien oder Steifheit und Müdigkeit entgegenwirken.

Wichtig:
Keine Sportmassagen bei Muskelkater! Die verletzten Strukturen werden dadurch unnötigem Stress ausgesetzt, der Heilungsprozess wird verlangsamt.

Regenerationsmaßnahmen zur Förderung des körperlichen Bewusstseins

Um diese Maßnahmen durchzuführen, müssen Sie wahrlich kein Esoteriker sein. Viele namhafte Politiker, hochrangige Manager oder weltberühmte Schauspieler und Sportler wenden solche Methoden an, um sich fit zu halten und dem Alltags- oder Trainingsstress entgegenzuwirken. Einige Formen sind z. B. Tai Chi, Qi Gong, verschiedene Meditationstechniken oder Atemübungen. Sie dienen alle auch der Schulung des eigenen körperlichen Bewusstseins, was sich wiederum positiv auf das gesundheitsorientierte Kraft- und Muskeltraining auswirkt. Ein ausgeprägtes Körpergefühl lässt uns Übungen bewusster, gezielter und korrekter ausführen. Eine gute Trainingstechnik verbessert letztendlich auch unsere Trainingsergebnisse.

Regenerationstraining

Das Regenerationstraining bietet sich vor allem nach intensiveren Trainingseinheiten oder bei einem Motivationstief an. Ein Tag Pause vom herkömmlichen Trainingsprozess und stattdessen ein strammer Spaziergang, lockeres Lauf- oder Fahrradtraining, Schwimmen, Inline-Skaten oder eine Bergwanderung wirken wahre Wunder und fördern trotz körperlicher Anstrengung die Erholung. Suchen Sie sich regelmäßig neuartige und abwechslungsreiche weitere Aktivitäten, um danach motiviert zum eigentlichen »sanften Krafttraining« zurückzukehren.

Die Planung des Trainings

Wer Sport treibt, hat dafür einen bestimmten Grund, auch wenn dieser nicht immer bewusst in den Vordergrund tritt. Manchmal ist es einfach das Verlangen, sich zu bewegen. Man unternimmt Bergwanderungen mit der Familie oder geht zum Kegeln mit guten Freunden. Diese meist sporadisch stattfindenden Aktivitäten sind zwar geplant in dem Sinne, dass man vorher ausmacht, wer bei wem im Auto mitfährt oder wer die Reservierung der Kegelbahn übernimmt, jedoch nicht im Sinne einer wirklichen Trainingsplanung. Dies ist auch verständlich, denn wer sieht eine fröhliche Kegelrunde wirklich als Training an? Viel mehr tritt doch hier die soziale Komponente in den Vordergrund.

Training im Sinne von regelmäßig ausgeführtem Sport einer bestimmten Art verlangt eine etwas komplexere Organisation und hat meistens ein oder mehrere definierte Motive für die Ausübung. Beim »sanften Krafttraining« könnten dies Folgende sein:

- Gesundheits- oder fitnessorientierte Kräftigung der Muskulatur (Vorbeugung oder Beseitigung von Haltungsschwächen, Kräftigung der Rückenmuskulatur u. Ä.)
- Wiederherstellung der muskulären Leistungsfähigkeit nach Verletzung oder Krankheit (Rehabilitation)
- Erhalt der muskulären Leistungsfähigkeit im Hinblick auf das Alter, als Verletzungsprophylaxe usw. (Prävention)

In jeder Form des Krafttrainings steht der aktive Bewegungsapparat, also der Erhalt oder die Verbesserung der Leistungsfähigkeit der Skelettmuskulatur, im Vordergrund. Dieser Erhalt oder diese Verbesserung – die Leistungssteigerung – lässt sich nur mithilfe eines vernünftigen, durchdachten und vorher geplanten Prozesses erzielen. Man nennt dies die Trainingsplanung und -steuerung.

Die Trainingsplanung

Geplant werden Aufbau, Durchführung, Kontrolle und Auswertung des Trainings. Die professionelle Ausrichtung erfolgt nach lang-, mittel- und kurzfristigen Trainingszielen. Entsprechend den Zielen werden diejenigen Trainingsmaßnahmen festgelegt, welche zum Erreichen der gewünschten Werte (Sollwerte) notwendig sind.

Die Trainingssteuerung

Unter Trainingssteuerung wird die Koordination aller Maßnahmen der Trainingsplanung, -durchführung und -kontrolle zusammengefasst, welche zur Veränderung des Leistungszustandes im Hinblick auf das Erreichen sportlicher Erfolge notwendig sind.

Hinter diesen Begriffen ist eine eher trockene Theorie zu vermuten, welche für den gesundheitsorientierten Sportler ohnehin nicht relevant ist. Dies stimmt allerdings nur für denjenigen, der als vollkommen gesunder Sportler einfach »just for fun« ein bisschen die Hanteln schwingen will. Die meisten haben allerdings ein klares Ziel vor Augen. Damit soll ausgedrückt werden, dass ein auf Erfolg bedachter Trainierender sich zunächst Gedanken darüber machen muss, wie er diesen gewünschten Erfolg erreichen will. Dabei ist Erfolg für jeden etwas anderes. Für den einen bedeutet Erfolg die Beseitigung seiner Rückenschmerzen, für den anderen die Bewältigung eines schwereren Gewichtes. Der Erfolg wird also stets über das Trainingsziel definiert. Was wollte oder will man mit dem Training erreichen?

Ziele setzen

In der Regel gibt es also einen bestimmten Grund (Motiv) für das Training. Über das Motiv bestimme ich mein persönliches Ziel. Das Motiv könnte demnach Rückenschmerzen sein, das Ziel deren Beseitigung. Sind die Rückenschmerzen beseitigt, haben wir Erfolg. Wie Sie sehen, sind Motiv, Ziel und Erfolg sehr eng miteinander verbunden. Wer sich kein Ziel setzt, kann eigentlich auch keinen Erfolg haben. Wer nicht plant, trainiert praktisch »ins Blaue«.

Wer mit einem Trainingsprogramm beginnt, sollte immer sein Ziel im Auge behalten. Manche Ziele können jedoch so weit entfernt liegen, dass uns manchmal die Motivation verlässt und wir das Training abbrechen. Um das zu vermeiden, sollte ein Hauptziel oder Langzeitziel festgelegt und der Weg dorthin in kleinere Abschnitte unterteilt werden. Teilziele (nahe Ziele, mittelfristige Ziele) oder Miniziele (unmittelbare Ziele, kurzfristige Ziele) erleichtern das Erreichen des großen Ziels. In der Praxis könnte dies wie in der Übersicht unten aussehen.

Man erkennt, dass ein mittelfristiges Ziel aus mehreren kurzfristigen besteht und das Hauptziel aus mehreren mittelfristigen zusammengesetzt wird. Jedem bleibt es nun selbst überlassen, wie er seine persönlichen Ziele definiert und was er in einem bestimmten Zeitraum erreichen will.

Bleiben Sie jedoch realistisch und in der Veränderung flexibel. Wenn Sie ein festgelegtes Teilziel nicht erreicht haben, ist dies kein Grund aufzugeben.

Zeitliche Planung von Zielen

	Zeitraum	**Definition des Ziels**
Langzeitziel	3 Monate bis 1 Jahr	Dauerhafte Beseitigung bestehender Rückenschmerzen
Mittelfristiges Ziel	1 Woche bis 1 Monat	Linderung bestehender Rückenschmerzen durch regelmäßiges sanftes Krafttraining
Kurzfristiges Ziel	Täglich bis morgen	Heute verstärktes Training meines großen Rücken- und Trapezmuskels

Suchen Sie nach der Ursache dafür und bestimmen Sie gegebenenfalls Ihre Ziele neu. Allein eine kleine Infektion kann z. B. schon der Grund sein, dass das Training für eine Woche ausgesetzt wurde und man nicht das erreicht hat, was man sich vorgenommen hat. Seien Sie nicht zu streng mit sich selbst und hören Sie stets auf die Signale Ihres Körpers!

Trainingsjournal führen

Gute Vorsätze fasst man schnell, noch schneller sind sie aber häufig gebrochen. Eine gute Hilfe, sich selbst gegenüber ehrlich und vor allem motiviert zu bleiben, ist das Trainingsjournal. Man schreibt alles nieder, was mit dem Training zusammenhängt. Man notiert seine Ziele, seine Übungen, die verwendeten Gewichte und Wiederholungszahlen, seine Trainingszeiten, aber auch, ob einem das Training heute leicht oder eher schwer gefallen ist. Das Ganze kann man nach Belieben erweitern. Auch Notizen über das Körpergewicht oder Schlafgewohnheiten können ihren Platz finden. Jeder kann sich sein individuelles Journal zusammenstellen. Anhand eines Trainingsjournals können auch jederzeit Ursachen für einen eventuellen Leistungsabfall erforscht und gefunden werden.
Die Minimalvariante, auf die niemand verzichten sollte, ist der eigentliche Trainingsplan. Dieser gibt über einen gewissen Zeitraum vor, welche Übungen in welcher Reihenfolge mit welchem Gewicht und welcher Wiederholungszahl durchgeführt werden sollen. Solche Trainingspläne können sich in regelmäßigen Abständen verändern. Übungen können ausgetauscht oder zusätzlich aufgenommen werden, die Gewichte oder Wiederholungszahlen können sich verändern.

Wie oft und wie lange trainieren?

Viele Einsteiger stellen sich die Frage, wie oft oder wie lange man trainieren muss, bis man etwas »merkt«. Nun, diese Frage kann zuerst einmal sehr schnell beantwortet werden. Man merkt eigentlich schon während des allerersten Trainings etwas, nämlich ein angenehmes Müdigkeitsgefühl in den Muskeln. Auch nach dem Training kann man merken, dass man sich sehr viel wohler fühlt, vorausgesetzt natürlich, dass man sich nicht überanstrengt hat.
Die Frage zielt jedoch meist auf den genauen Zeitpunkt eines sichtbaren Erfolges ab. Wie Sie bereits wissen, hängt der Erfolg mit dem Ziel zusammen. Je kleiner oder kürzer das Ziel gesteckt ist, desto schneller kann man auch einen persönlichen Erfolg verbuchen. Wenn Sie so wollen, ist jedes absolvierte Training schon ein Erfolg.
Wenn es darum geht, seinen Körper mit dem »sanften Krafttraining« zu

modellieren, zu formen (ähnlich dem Body-Styling), dauert es etwas länger als nur eine einzige Trainingseinheit. Wie lange genau, kann man nur individuell beantworten oder beobachten. Je nach Geschlecht, Alter, Konstitutionstyp oder individueller Trainingsanpassung des Körpers kann es bei dem einen einige Monate dauern, bei dem anderen mehrere Jahre. Voraussetzung für jede Trainingsanpassung ist die Kontinuität.

Wichtig:
Trainieren Sie also auf jeden Fall regelmäßig, und zwar nicht einmal in der Woche hart, sondern mehrmals pro Woche sanft. Das ist der Schlüssel zum langfristigen Erfolg.

Als Einsteiger planen Sie am besten mindestens zwei Trainingstermine pro Woche ein. Wenn Sie als Fortgeschrittener merken, dass Sie keinen Leistungszuwachs mehr erzielen, können Sie bis zu viermal pro Woche trainieren, jedoch nicht die gleichen Muskelgruppen an aufeinander folgenden Tagen. Jeder beanspruchte Muskel braucht eine Ruhepause von mindestens 48 Stunden, um für das nächste Training wieder erholt zu sein. Dies gilt für jedes Leistungsniveau, ob Anfänger oder Profi. Für ein Ganzkörper-Workout genügen 6–8 ausgewählte Übungen, welche mit Warm-up und Cool-down etwa 60 Minuten in Anspruch nehmen. Wer trainierter ist, kann mehrere Übungen für den gleichen Muskelbereich absolvieren, Einsteiger wählen nur eine Übung pro Muskelgruppe. Je mehr Übungen in den Trainingsplan aufgenommen werden, desto länger dauert der Hauptteil der Trainingseinheit. Gleiches gilt für das Stretching.

Wie intensiv trainieren?

Die Intensität beim sanften Krafttraining wurde bereits ausführlich im Kapitel »Wie schwer ist sanft?« ab Seite 22 beschrieben. Besonders beim Trainingseinstieg, nach längerer körperlicher Inaktivität und bei bekannten orthopädischen oder kardiologischen Beschwerden ist ein behutsamer und sorgfältiger Einstieg in das Muskeltraining erforderlich. Im besten Falle geht eine gründliche ärztliche Untersuchung und Sporteignungsprüfung voraus. Anhand der RPE-Skala (siehe Seite 24) wird dann das Gewicht des Trainingsgeräts immer nach dem subjektiven Belastungsempfinden ausgewählt. Die verschiedenen Möglichkeiten der Belastungssteigerung durch das Gewicht erfuhren Sie im Kapitel »Gewichte und sonstige Kilos« ab Seite 48.

Einsteiger

Der Einsteiger trainiert nach einer mehrwöchigen Orientierungsphase am besten einige Monate mit höheren Wiederholungszahlen (15–20 WH) und niedrigerem Gewicht. Dadurch wird er auf intensivere Belastungen, sofern diese überhaupt notwendig sind, sorgfältig vorbereitet. Im Vordergrund stehen hierbei die Gewöhnung an das Training, das Kennenlernen der verschiedenen Geräte und das Erlernen der korrekten Bewegungstechnik von Kräftigungs- und Dehnübungen. Gerade in dieser Phase nicht überbelasten!

Geübte und Fortgeschrittene

Sie können auf der soliden Basis des Einsteigertrainings sowohl den Umfang als auch die Intensität des Trainings kontinuierlich steigern. Je nachdem, ob ein gezielter Muskelaufbau, die Verbesserung der Kraftausdauer (= Widerstandsfähigkeit der Muskulatur gegen lang anhaltende Belastungen) oder der Erhalt der sich bereits gebildeten Mus-

Die Trainingsgestaltung in Abhängigkeit vom Trainingsniveau

Trainingsniveau	Zeitraum	Trainingsgestaltung
Einsteiger/ Orientierungs- und Gewöhnungsphase	Die ersten 4 Wochen mindestens 2-mal wöchentlich Ganzkörpertraining	Intensität: »leicht« RPE: 6–7 Anzahl der Übungen: 6–8 Serien pro Übung: 1–2 Wiederholungen pro Übung: 5–15
Einsteiger/ Verbesserung der Kraftausdauer	5.–12. Woche mindestens 2-mal wöchentlich Ganzkörpertraining	Intensität: »etwas schwer« RPE: 8–9 Anzahl der Übungen: 6–10 Serien pro Übung: 1–2 Wiederholungen pro Übung: 15–20
Geübte/ Verbesserung der Kraftausdauer	Ab dem 4. Monat 2–3-mal wöchentlich Ganzkörpertraining	Intensität: »etwas schwer bis schwer« RPE: 8–11 Anzahl der Übungen: 8–12 Serien pro Übung: 1–2 Wiederholungen pro Übung: 15–25
Fortgeschrittene/ Erhalt oder Verbesserung der Kraftausdauer	Nach 1 Jahr regelmäßgen Trainings 2–3-mal wöchentlich Ganzkörpertraining	Intensität: »etwas schwer bis schwer« RPE: 8–11 Anzahl der Übungen: 8–12 Serien pro Übung: 2–3 Wiederholungen pro Übung: 15–30
Fortgeschrittene/ Aufbau der Muskulatur (Muskelwachstum, Hypertrophie)	Nach 1 Jahr regelmäßgen Trainings 2–3-mal wöchentlich Ganzkörpertraining	Intensität: »etwas schwer bis sehr schwer« RPE: 8–13 Anzahl der Übungen: 10–14 Serien pro Übung: 2–4 Wiederholungen pro Übung: 8–12

kulatur angestrebt wird, werden Gewicht, Wiederholungszahl, Anzahl der Übungen pro Muskelgruppe usw. variiert, also erhöht oder gedrosselt. In der Tabelle auf Seite 111 können Sie entsprechend Ihrem Trainingsniveau die richtige Intensität ablesen und Ihr Training danach ausrichten.
Wenn die Tabelle genau studiert wird, erkennt man deutlich eine langsam ansteigende Trainingsintensität, welche eine adäquate und verletzungsfreie Anpassung des Körpers an das Training garantiert. Eine zu sprunghafte Steigerung von Übungsgewicht, Übungsanzahl und/oder Wiederholungszahl würde die Gefahren einer Trainingsüberlastung am Bewegungsapparat provozieren.
Bezüglich der Belastungssteigerung darf man die Tatsache, dass die verschiedenen körperlichen Strukturen unterschiedlich lange Adaptionsgeschwindigkeiten aufweisen, nicht vergessen. So passt sich das Binde- und Stützgewebe (Sehnen, Bänder, Gelenkknorpel) wesentlich langsamer an Trainingsbelastungen an als das Muskelgewebe.

Wichtig:
Die Intensität des sanften Krafttrainings richtet sich in jeder Phase des gesamten Trainingsprozesses nach der Belastbarkeit der schwächsten körperlichen Struktur! Im Zweifelsfall wählt man stets eine leichtere Übungsvariante.

Übungs- und Belastungsvariationen

Wer über einen längeren Zeitraum regelmäßig trainiert, wird in der Regel auch kräftiger. Das Muskelkorsett des Körpers wird fester, stabiler und ausdauernder. Man spricht vom Leistungsniveau, welches kontinuierlich steigt. Um langfristig eine Leistungsstagnation zu vermeiden, müssen deshalb Belastungssteigerungen und/oder verschiedene Übungsvariationen stattfinden. Damit geben wir unserem Körper praktisch immer wieder neue Reize, an die er sich anzupassen versucht, und durchbrechen damit die Trainings- und Belastungsmonotonie. Neue und ungewohnte Reize, also neue Übungen, Übungsvariationen, Erhöhung des Gewichtes usw., verursachen erneut weitere Homöostasestörungen mit nachfolgenden Anpassungen. Beim »sanften Krafttraining« erfolgt eine Belastungssteigerung kontinuierlich und nicht sprunghaft. Damit werden, wie bereits angesprochen, Überlastungserscheinungen oder Störungen unseres Bewegungsapparates vermieden. Es empfielt sich nachstehende methodische Reihenfolge:

1. Erhöhung der *Trainingshäufigkeit* pro Woche (z. B. von 1–2- auf 2–3-mal pro Woche)
2. Erhöhung des *Trainingsumfangs* (z. B. mehr Wiederholungen oder mehr Serien pro Übung)

3. Erhöhung der *Reizintensität* (z. B. Erhöhung des Gewichtes innerhalb einer Übung)

Sind alle Übungen problemlos durchzuführen, kann man in regelmäßigen Abständen – etwa alle 4–6 Wochen – seinen Trainingsplan dahingehend verändern, dass man Übungen austauscht, ersetzt oder modifiziert. Übungsvariationen dagegen können praktisch immer dann durchgeführt werden, wenn der Ausführende eine bestimmte Bewegung als unangenehm empfindet oder diese ihm Schmerzen verursacht. Dabei sollte allerdings stets darauf geachtet werden, dass weiterhin die Muskelgruppen beansprucht werden, welche dem Trainingsziel entsprechen. Hierbei sei nochmals darauf hingewiesen, dass ein ausgewogenes Training für die gesamte Muskulatur des Körpers vorteilhafter ist als nur das Training für bestimmte »Problemzonen«. Dies gilt besonders für die Rücken- und Bauchmuskulatur.
Hat man ein gewünschtes Leistungsniveau oder Trainingsziel erreicht, besteht der Wunsch meist darin, dieses auch weiterhin beizubehalten. In diesem Fall genügt es, sein momentanes Training weiterhin so fortzuführen, wie es bisher stattgefunden hat. Eventuell – dies ist allerdings individuell zu entscheiden – können die verschiedenen Belastungsparameter wie Trainingsintensität, Trainingshäufigkeit usw. sogar etwas reduziert werden.

Welche Übungsreihenfolge?

In der Literatur trifft man häufig auf Empfehlungen für die Reihenfolge der einzelnen Übungen. Diese gelten jedoch vorwiegend für Aktive im Fortgeschrittenenstadium oder für Leistungstrainierende. Bei leichteren Intensitäten im Einsteigerbereich oder für Gesundheitssportler ist die Reihenfolge hinsichtlich der Leistungssteigerung von etwas geringerer Bedeutung, soll in diesem Zusammhang aber trotzdem skizziert werden, um bei der Gestaltung des eigenen Trainings eine Hilfestellung zu liefern.
Bei der folgenden Auflistung wird davon ausgegangen, dass ein Ganzkörpertraining absolviert wird, also ein Training, welches pro Trainingseinheit den gesamten Körper beansprucht .

- Achten Sie auf eine ausgewogene Übungszusammenstellung, welche nicht nur die persönlichen »Wunschzonen« berücksichtigt, sondern auf den ganzen Körper ausgerichtet ist.
- Schenken Sie den rumpfstabilisierenden Muskelgruppen besondere Aufmerksamkeit.
- Beginnen Sie Ihr Training stets mit den individuell leistungsschwächsten Muskelgruppen, da diese einem am meisten Motivation und Energie abverlangen.
- Legen Sie Übungen, die große Muskelgruppen beanspruchen, ebenfalls möglichst an den Anfang Ihres Trainings. Trai-

Prinzip des Stationstrainings

nieren Sie generell die großen Muskeln vor den kleinen Muskeln, da die größeren meistens von den kleineren unterstützt werden und diese dann häufig nicht mehr extra trainiert werden müssen. Das beste Beispiel hierfür sind die klassischen Liegestütze: Als Übung für die Brustmuskulatur (= großer Muskel) gedacht, trainieren Liegestütze ebenfalls die Armstreckmuskulatur (= kleinerer Muskel). Wer also Liegestütze in seinen Trainingsplan aufnimmt, kann von einem Extratraining für den Trizeps absehen.

- Legen Sie Übungen, welche sich durch einen komplexen Bewegungsablauf kennzeichnen und eine hohe Koordinationsfähigkeit voraussetzen, nicht ganz an das Ende einer Trainingseinheit, da diese Übungen meist eine erhöhte Konzentrationsfähigkeit verlangen und diese erfahrungsgemäß im Verlauf einer Trainingseinheit kontinuierlich nachlässt.

Prinzip des Kreistrainings

- Um den Kreislauf nicht unnötig zu belasten, achten Sie bei der Abfolge der einzelnen Übungen darauf, dass Sie sich nicht ständig hinlegen und wieder aufstehen müssen. So weit wie möglich führen Sie zuerst alle Übungen im Liegen, dann im Sitzen und zuletzt im Stehen durch. Diese Reihenfolge kann auch umgedreht werden.

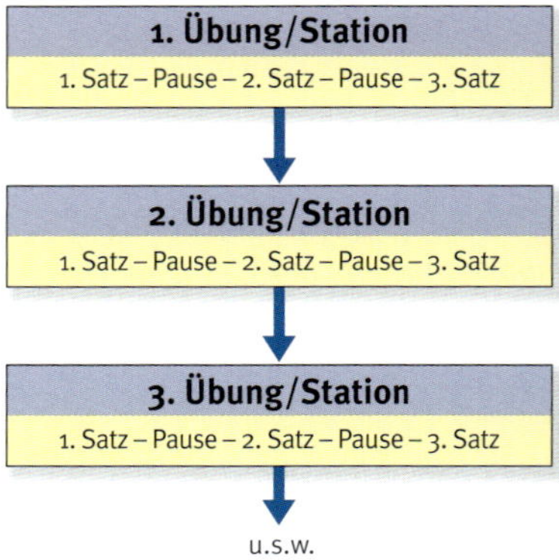

- Werden mehrere Sätze oder Serien (festgesetzte Anzahl von Wiederholungen) der gleichen Übung absolviert, führen Sie diese hintereinander unter Einhaltung einer 2–3-minütigen aktiven Erholungspause nach jedem Satz durch. Man nennt dieses System *Stationstraining*.

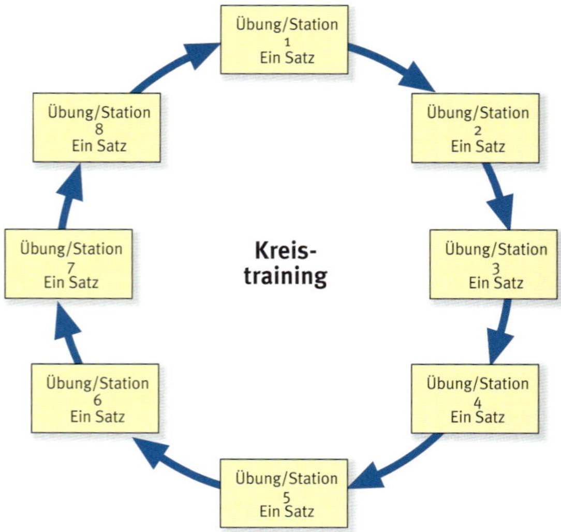

• Beim *Kreistraining*, auch Circuit- oder Zirkeltraining genannt, einer weiteren Variante bei der Zusammenstellung der Reihenfolge, wird nur jeweils ein Satz pro Übung absolviert. Man beginnt demnach mit der ersten Station, macht nur einen Satz mit einer vorher festgelgten Wiederholungszahl und wechselt danach zur nächsten Station. Sind alle Übungen durchlaufen, kann ein weiterer Durchgang bei der ersten Station begonnen werden.

Trainingsmotivation

Ein langfristig durchgeführtes und somit erfolgreiches Training ist nicht immer selbstverständlich, sondern eher die Ausnahme. Vielleicht sind auch Sie gerade dabei, Ihren zweiten oder dritten Anlauf zu starten. Viele Faktoren beeinflussen unser Training, halten uns davon ab, regelmäßig zu trainieren. Auch Leistungs- und Hochleistungssportler, die mit einer bestimmten Sportart und einem hohen Leistungsniveau ihren Lebensunterhalt verdienen müssen, haben des öfteren einfach keine Lust. Für Freizeit-, Hobby- und/oder Gesundheitssportler gilt dies genauso. Die fehlende Motivation kann uns manchmal ganz geheuerlich die Suppe versalzen. Als Profi hat man in solchen Fällen meist einen psychologischen Berater an seiner Seite, der den Trainingswillen wieder aufbaut, der einen motiviert weiterzumachen. Doch auch wir können von Motivationsstrategien profitieren. Der Literaturmarkt liefert dazu genügend Ratschläge. Hier einige kleine, aber oft sehr hilfreiche Tipps:

• Suchen Sie sich am besten gleich zu Beginn einen Freund oder guten Bekannten als Trainingspartner. Gemeinsam trainiert es sich viel leichter!

• Planen Sie feste Zeiten für Ihr Training ein! Koordinieren Sie Ihre Termine so, dass Ihr Training einen festen Platz im Terminkalender einnimmt. Verschieben Sie die typischen Zeitkiller wie zum Beispiel Einkaufen oder Hausarbeit, private Korrespondenz usw. auf das Wochenende.

• Gestalten Sie sich ein Programm, welches Ihnen stets Spaß bereitet. Führen Sie ein Trainingsjournal, in das Sie alle Aktivitäten eintragen. So sehen Sie auf einen Blick, was Sie geschafft haben, und können stolz auf sich sein. Fertigen Sie sich eine persönliche Zielliste an und hängen oder legen Sie diese an eine Stelle, die Sie oft sehen (Schreibtisch, Kühlschrank usw.)

• Setzen Sie sich kleine Teilziele! Es ist viel leichter, den Weg zum großen Ziel in kleinen Etappen zurückzulegen. Seien Sie jedoch immer tolerant sich selbst gegenüber. Versuchen Sie niemals mit Gewalt, Gesundheit, Kraft oder Fitness in Perfektion zu erreichen. Bleiben Sie flexibel und realistisch! Verzeihen Sie sich auch gelegentliche Sünden.

• Das Gesundheitsbewusstsein und Ihr Training müssen Ihr Leben nicht von heute auf morgen grundlegend verändern, es genügen auch kleine Schritte. Ändern Sie gewohnte Verhaltensweisen behutsam, lassen Sie das neue Körpergefühl langsam wachsen. Es ist keine Katastrophe, wenn Sie für ein paar Tage das Training aussetzen. Rufen Sie sich immer wieder die vielen Vorteile des sanften Krafttrainings in Ihr Bewusstsein, so werden Sie von ganz allein Ihr Training wieder fortsetzen.

- Vergleichen Sie sich niemals mit anderen! Jeder Trainierende ist ein ganz besonderes Individuum mit eigenen Vorstellungen, Möglichkeiten und genetischer Veranlagung. Keiner schreibt Ihnen vor, das erreichen zu müssen, was andere bereits geschafft haben.
- Trainieren Sie stets in einer Intensität, die Sie nicht überlastet! Nach dem Training sollten Sie immer ein »gutes Gefühl« haben! Beobachten Sie Ihren Körper und hören Sie auf ihn, lernen Sie seine Sprache kennen. Er wird es sein, der sich als Erster meldet, wenn Ihr Training nicht individuell auf Sie ausgerichtet ist. Vermeiden Sie Überlastungen, die durch zu intensives Training oder kurzfristige »Trainingsattacken« auftreten. Versuchen Sie nicht mit Gewalt das aufzuholen, was Sie eventuell in den letzten Jahren versäumt haben.
- Für einen Start in das Krafttraining ist es nie zu spät! Auch ältere Einsteiger können von einem regelmäßigen Training enorm profitieren!
- Das sanfte Krafttraining ist kein Wettkampf! Der einzige Gegner ist immer nur Ihr »innerer Schweinehund«!

Signale beachten

Ihr Körper hat eine innere Stimme. Haben Sie stets ein Ohr für ihn und hören Sie ihm aufmerksam zu. Er wird es sein, der sich als Erster meldet, wenn ihm das Training nicht bekommt. Gemeint ist damit vorwiegend das Wohlbefinden, das Befinden des Körpers vor, während und nach dem Training. An einem Tag, an dem Sie sich nicht fit fühlen, sollten Sie nur ein sehr leichtes Training absolvieren. Auch ein Spaziergang an der frischen Luft oder eine leichte Radtour eignen sich in solchen Momenten optimal als Ausgleichstraining. Während des Trainings dürfen niemals irgendwelche Schmerzen entstehen, weder im Warm-up, noch im Haupttrainingsteil oder beim Abkühlen und Stretching nach dem Krafttraining. Wählen Sie immer eine Intensität, bei der keinerlei Beschwerden auftreten und bei der sich Ihr Körper wohl fühlt. Im Zweifelsfalle wählen Sie lieber ein niedrigeres Gewicht. Gleiches gilt für die Auswahl der Trainingsmittel. Der größte Teil der Übungen, die Sie in Ihren Trainingsplan aufnehmen, sollte auch Spaß machen und nicht nur Mittel zum Zweck sein. Nach dem Training sollte sich Ihr Körper ganz einfach gut fühlen. Ein bisschen Müdigkeit ist ganz normal, jedoch dürfen Sie nicht vor Erschöpfung zusammenbrechen.

Wichtig:
Betrachten Sie Ihren Körper nicht als Maschine! Er unterliegt ganz natürlichen Tagesformen. Lernen Sie Ihren Körper mit der Zeit kennen, lernen Sie auf ihn zu hören, lernen Sie, was er mit verschiedenen Signalen ausdrücken will.
Trainieren Sie nicht bei Verletzungen oder Entzündungen, manche Beschwerden können unter Umständen chronisch werden und Sie zeitlebens an einem vernünftigen Training hindern.

Trainingshinweise

Der Body-Check

Ein Body-Check oder – weniger neudeutsch ausgedrückt – eine sportmedizinische Untersuchung ist eigentlich für jederfrau und -mann sinnvoll. Besonders Sportein- oder -wiedereinsteigern, älteren Menschen und Personen mit bereits diagnostizierten körperlichen Beschwerden ist dies dringend anzuraten. Auch jüngere und offensichtlich gesunde Erwachsene erfahren bei einer sportmedizinischen Untersuchung jede Menge über ihren Körper, seine Schwächen und seine Stärken. Anhand der Ergebnisse und des daraus ermittelten Leistungsprofils lässt sich sehr gut ein individuell abgestimmtes Trainingsprogramm erstellen und bestimmen, mit welcher Intensität eine Person das Training beginnen sollte. Lassen Sie eine solche Untersuchung zu Beginn Ihrer Aktivität und dann am besten einmal im Jahr von einem erfahrenen Sportmediziner durchführen.

Bekleidung und Trainingsequipment

Was die Trainingsschuhe betrifft, reichen einfache Turnschuhe, welche einen sicheren Stand garantieren, vollkommen aus. Spezielle Kriterien, wie sie bei vielen anderen Sportarten erfüllt werden sollten, müssen nicht beachtet werden. Die Kleidung sollte aus atmungsaktiven Fasern bestehen, welche die Körperwärme nicht einschließen, sondern vom Körper weg transportieren. Es darf kein Wärmestau entstehen. Das Training wird so angenehmer, und der Körper überhitzt nicht so schnell. In kühleren Trainingsräumen muss der Körper durch die entsprechende Kleidung vor Wärmeverlust geschützt werden, um seine Leistungsfähigkeit zu erhalten. Für die Phase des Cool-down scheint ein Sweatshirt sinnvoll, um ein zu schnelles Abkühlen des Körpers zu vermeiden, was besonders schnell in klimatisierten Räumen geschehen kann. Wer viel mit Hanteln trainiert, die an den Griffen aufgeraut sind, ist mit einem Satz Trainingshandschuhen gut beraten. Dadurch vermeiden Sie die Bildung von Hornhaut und unangenehmen Druckschmerz an den Fingergelenken der Handinnenseite. Wer nicht im Fitness-Studio oder Sportverein, sondern zu Hause trainiert, benötigt eine kleine Auswahl an Trainingsequipment. Darunter versteht man alles, was man außer der Bekleidung und der nötigen Trainingsmotivation noch alles braucht. Gewichte, Hanteln und Tubes wurden auf Seite 49/50 bereits vorgestellt. Hier ist die Auswahl wirklich riesig. Sehen Sie sich einfach in Kaufhäusern und Sportgeschäften in Ihrer Nähe etwas um. Natürlich müssen Sie nicht alles kaufen, was auch nur annähernd mit Krafttraining zu tun hat. Ein Satz Hanteln mit wechselbaren Scheiben und ein Tube oder Theraband reichen zu Beginn völlig aus. Im Laufe Ihrer Trainingserfahrung werden Sie sehr bald feststellen, wie Sie Ihr »Fitness-Studio« noch aufrüsten wollen. Lassen Sie sich diesbezüglich genügend Zeit und übereilen Sie nichts. Sie wissen ja bereits, dass man auch ohne jegliche Zusatzgewichte ein tolles und abwechslungsreiches Übungsprogramm absolvieren kann. Je ambitionierter man sein Training durchführt, desto mehr Equipment wird allerdings benötigt, damit man auf Dauer eine große Vielfalt an Übungen trainieren kann. Eine verstellbare Trainingsbank, eine anständige Gymnastikmatte statt der bisher verwendeten Wolldecke, mehr Gewichtsscheiben für die Hanteln, eine Langhantelstange, Gewichtsmanschetten für die Hand- und Fußgelenke und Tubes in verschiedenen Stärken leisten hierbei gute Dienste. Je mehr Trainingserfahrung Sie haben, desto besser werden Sie im Laufe der Zeit wissen, was Ihnen Spaß macht und welche Geräte Sie sich anschaffen wollen.

Wiederholung und Serie

Bei den Begriffen Wiederholung und Serie (Satz) beschränken wir uns auf die nötige Definition zur Begriffbestimmung. Eine *Wiederholung* ist immer die einmalige Bewegungsausführung einer Übung von der Anfangs- zur Endposition und wieder zurück. Ein *Satz* besteht immer aus einer bestimmten Anzahl von Wiederholungen. Die *Belastungsdauer*, also die Angabe, wie lange ein bestimmter Reiz auf einen Muskel/eine Muskelgruppe einwirkt, wird meist in Wiederholungen angegeben. Werden mehrere Sätze der gleichen Übung in Folge durchgeführt und legt man dazwischen jeweils eine 1–4-minütige Erholungspause ein, spricht man von *Belastungsdichte*. Sind die Pausen kurz, ist die Belastungsdichte hoch, sind sie länger, ist die Belastungsdichte niedriger.

Die Atmung

Die Atmung ist ein wesentlicher Leistungsfaktor im Sport. Während man beim Ausdauertraining auf eine tiefe und gleichmäßige Atmung angewiesen ist, damit die nötige Energie produziert werden kann, hält man beim Sportschießen den Atem an, damit man besser ins Schwarze trifft. Gewichtheber bevorzugen die Pressatmung, um explosivere Kräfte entwickeln zu können. Beim gesundheitsorientierten sanften Krafttraining sollte die Pressatmung (= der Versuch, gegen den geschlossenen Mund fest auszuatmen) dringend vermieden werden, da sie eine Menge gesundheitliche Risiken mit sich bringt.

Wichtig:
Eine gleichmäßige Atmung ist ratsam, und zwar wird bei konzentrischer Muskelarbeit ausgeatmet, also wenn wir einen Widerstand überwinden, und bei exzentrischer oder nachlassender Muskelarbeit eingeatmet.

Diese Atmung hat, ähnlich wie beim Ausdauertraining, mit der verbesserten Energieversorgung zu tun. Darüber hinaus wird beim Krafttraining deshalb in der konzentrischen Phase ausgeatmet, damit die körperstabilisierende Muskulatur besser angespannt wird und so die Übungen sicherer durchgeführt werden können. Die Kombination von Ausatmen und Muskelkontraktion ist schlichtweg einfacher, angenehmer und vor allem gesünder. Probieren Sie dies doch einmal selbst aus: Machen Sie eine Kniebeuge und spannen Sie dabei Ihre Oberkörpermuskulatur etwas an. Beim ersten Versuch atmen Sie beim Nach-oben-Drücken ein, beim zweiten Versuch aus. Was erscheint sinnvoller?

Die Geschwindigkeit

Die Trainingsgeschwindigkeit, also wie lange man für einen Satz mit beispielsweise 12 Wiederholungen benötigt, wird von vielen Ausführenden als unwichtig eingestuft. Häufig scheint es, dass es dem Sportler nur darauf ankommt, möglichst schnell seine Übungen hinter sich zu bringen. In unserer hektischen Welt mit den vielen stramm organisierten Terminkalendern kann man das durchaus verstehen. Eine zu hohe Trainings- oder Ausführungsgeschwindigkeit ist jedoch nicht ratsam, da der Muskel je nach Trainingsziel stets eine bestimmte Belastungsdauer benötigt, um auf das Krafttraining entsprechend zu reagieren, sich anzupassen. Außerdem wird bei zu hoher Geschwindigkeit nicht mehr die Muskulatur trainiert, sondern meist nur die erzeugte Schwungkraft genutzt.
Wie wir bereits wissen, wird die Belastungsdauer über die Anzahl der Wiederholungen angegeben, wobei man von einer mittleren Ausführungsgeschwindigkeit (Bewegungsgeschwindigkeit) ausgeht. Wenn Sie also beim »sanften Krafttraining« für eine komplette Wiederholung 5–7 Sekunden benötigen, liegen Sie richtig. Teilen Sie diese Zeit so ein, dass Sie für das Heben eines

Gewichtes etwa 3 und für das Senken 3–4 Sekunden brauchen. Sehen Sie am Anfang ruhig auf die Uhr, sehr bald werden Sie die richtige Geschwindigkeit auch ohne Zeiger einschätzen können.

Training für die Gesundheit

»Gesundheit ist ein Zustand völligen körperlichen, seelischen und sozialen Wohlbefindens.« So sagt es jedenfalls die WHO, die Weltgesundheitsorganisation. Schenkt man dieser Definition Glauben, taucht sofort die Frage auf, ob es denn tatsächlich rundum gesunde Menschen gibt? Betrachten wir doch einmal die angebliche Gesundheit des männlichen Singles in unserer Nachbarschaft. Er treibt regelmäßig Sport, wird von keinerlei körperlichen Beschwerden oder Krankheiten geplagt, ist geistig auf hohem Niveau und beruflich auf einem aufsteigendem Ast. Nur eines fehlt ihm noch zu seinem Glück: Er wünscht sich so sehr eine Lebensgefährtin, so ganz allein fühlt er sich doch nicht richtig wohl. Es fehlt ihm also an »sozialem Wohlbefinden«, der WHO nach ist er also nicht ganz gesund.

Bewegung und gezieltes Training tragen wesentlich zum allgemeinen Wohlbefinden bei.

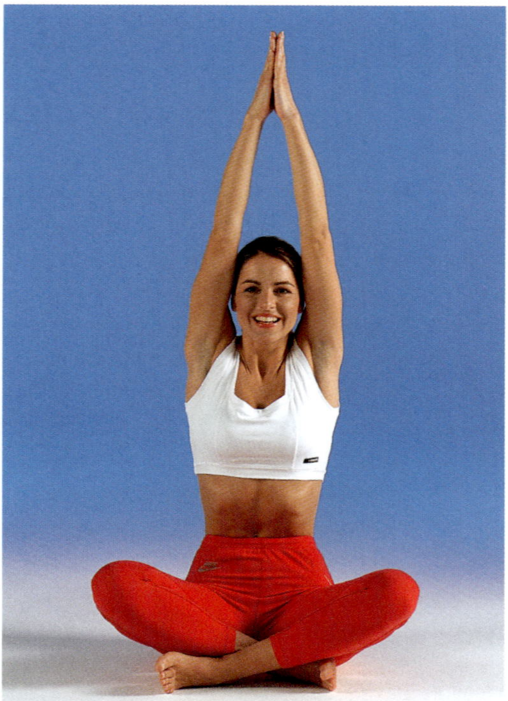

Dies ist natürlich nur ein kleiner gedanklicher Ausflug gewesen, der uns zum Nachdenken über den Begriff Gesundheit anregen und keineswegs vom eigentlichen Thema ablenken soll. Wenn also über Gesundheit gesprochen wird, geht es meist um das körperliche Wohlbefinden. Die häufigste Begründung für die Aufnahme eines Sportprogramms ist ein mangelndes Wohlbefinden. Man fühlt sich nicht wohl in seiner Haut, ist mit seiner Körperform nicht zufrieden oder hat einige Pfunde zu viel auf dem Leib. Regelmäßiges körperliches Bewegungstraining ist hier der Schlüssel zum Erfolg. Insbesondere das gesundheitsorientierte sanfte Muskel- oder Krafttraining trägt in entscheidendem Maße dazu bei, gezielt an seinem Körper arbeiten zu können, etwas zu verändern, ihn zu formen, zu modellieren, aber auch den natürlichen Abbauprozessen entgegenzuwirken. Krafttraining im Sinne von Gesundheitstraining ist also eine präventive Maßnahme. Wir erhalten uns gesund und beugen vor.

Gesundheitsorientierte Grundsätze:

- Streben Sie an, ein ausgewogenes Ganzkörpertraining zu absolvieren, welches alle Muskeln und Muskelgruppen gleichermaßen beansprucht.
- Trainieren Sie als Einsteiger zuerst mehrere Wochen regelmäßig im Kraftausdauerbereich, also mit niedrigem Gewicht und Wiederholungszahlen zwischen 15 und 20. Nach etwa 8–12 Wochen kann das Training intensiver gestaltet werden.
- Wählen Sie zu Beginn 1–2 Übungen pro Muskelgruppe und führen Sie 1–2 Serien (Sätze) pro Übung durch. Später steigern Sie Übungs- und Serienzahl nach Ihrem individuellen Bedürfnis und Leistungsvermögen.
- Steigern Sie Ihre Trainingsintensität nicht sprunghaft, sondern langsam ansteigend in folgender Reihenfolge:

1. Erhöhung der Wiederholungszahl, z. B. von 15 auf 17 Wiederholungen;
2. Erhöhung der Serienzahl, z. B. von 1 auf 2 Serien;
3. Erhöhung der Übungen pro Muskelgruppe, z. B. statt 1 Übung für das Gesäß nun 2 Übungen;
4. Erhöhung des Gewichtes, z. B. durch die Verwendung eines stärkeren Tubes.

- Denken Sie stets an die Notwendigkeit der Anpassung des Körpers an das Training. Muskeln adaptieren wesentlich schneller als Sehnen, Bänder und Gelenkstrukturen. Passen Sie die Trainingsbelastungen den unterschiedlichen Adaptionsphasen an.
- Beachten Sie, dass Muskeln schwerer sind als Fett. Möglicherweise zeigt Ihre Waage deshalb keinen wesentlichen Gewichtsverlust an, obwohl Sie regelmäßig trainieren. Achten Sie doch einfach darauf, ob und wie Ihre Kleidung passt.
- Versuchen Sie nicht, mit Gewalt Versäumtes nachzuholen! Wer gerade am Anfang seiner sportlichen Karriere mit dem Training übertreibt, überlastet seinen Körper.
- Bringen Sie bei jeder Gelegenheit mehr Bewegung in Ihren Alltag (Treppe statt Aufzug, Fahrrad statt Auto usw.).

Training bei Rückenbeschwerden

Nur etwa 20 Prozent der Bevölkerung in den Industrieländern bleiben zeitlebens von Rückenbeschwerden verschont. Die Wirbelsäule ist eine zentrale Schwachstelle des Bewegungsapparates, nicht zuletzt deshalb, weil sich der Mensch entgegen seiner natürlichen Veranlagung zum Sitzwesen entwickelt hat.

Aufgrund des Bewegungsmangels fehlen adäquate Reize für die stützende und schützende Muskulatur der Wirbelsäule. Die Muskulatur des Bauches und des Rückens wird schwach, die Belastungen auf die Strukturen der Wirbelsäule wachsen. Verschleißerscheinungen, frühzeitige Schädigungen und eine reduzierte Belastungsfähigkeit sind die Folgen. Im Hinblick auf die Entstehung von Rückenschmerzen kommt erschwe-

Für das Rückentraining gilt:

- Liegt eine bestimmte Haltungsschwäche vor (Rundrücken, Hohlrücken, Flachrücken), müssen die Übungen bezüglich Kräftigung und Dehnung der Muskulatur speziell aufeinander abgestimmt werden. Ein Orthopäde, Sportmediziner oder erfahrener Trainer (insbesondere Physiotherapeuten oder Trainer mit spezifischer Ausbildung, z. B. Rückenschullehrer) wird Sie diesbezüglich gut beraten können.
- Es sollten insgesamt Übungen ausgewählt werden, die Ihnen ein positives Gefühl vermitteln.
- Trainieren Sie mindestens 2–3-mal in der Woche. Planen Sie Ihr Training langfristig, am besten lebenslang!
- Denken Sie daran, dass vom Arzt verschriebene krankengymnastische Behandlungen durchaus sinnvoll sind und ihre Berechtigung haben. Sie sollten jedoch so konzipiert sein, dass sie zum eigenständigen Weitermachen animieren und allein durchführbar sind. Nur ein Körper, der regelmäßig trainiert wird, kann sich entwickeln und seine Erfolge über einen langen Zeitraum halten.
- Führen Sie alle Übungen ruckfrei, ruhig und konzentriert aus. Achten Sie stets auf eine korrekte Ausgangsposition und eine einwandfreie Bewegungstechnik.
- Vermeiden Sie eine Überlordosierung der Lenden- und Halswirbelsäule.
- Als besondere Wohltat nach dem Training wird die so genannte Stufenlagerung empfunden. Sie unterstützt die Entspannung der Muskulatur und sorgt für eine Entlastung der Bandscheiben.

rend hinzu, dass viele Alltagsbewegungen rückenfeindlich durchgeführt werden. Von genetisch, psychisch oder traumatisch abhängigen Rückenschmerzen einmal abgesehen, spielt neben dem Erlernen von richtigen Bewegungen im Alltag, z. B. in einem Rückenschulkurs, das spezifische sanfte Krafttraining zur Vorbeugung, Linderung oder gar Beseitigung von Rückenbeschwerden eine sehr große Rolle.
Das »sanfte Krafttraining« bietet eine große Fülle an entsprechenden Übungen; weit mehr als im Übungskatalog vorgestellt werden konnten. Besonderer Wert soll dabei auf die Nacken-, Rücken- und Bauchregion gelegt werden. Allerdings soll der Rücken nie isoliert betrachtet, sondern immer eine harmonische Entwicklung aller Muskeln angestrebt werden. Kräftigungsübungen für Schultern, Beine und das Gesäß runden deshalb ein umfassendes Rückentraining ab.

Training für »Golden Girls« und »Silver Boys«

Zählen Sie sich schon zu den Älteren? Was ist eigentlich Alter? Und wer bestimmt, wann jemand alt ist? In diesem Zusammenhang fällt mir ein persönliches Erlebnis ein: Als ich vor etwa 13 Jahren die Straße entlangging und ein ungefähr 4-jähriger Junge zu seiner Mutter sagte: »Mama, schau mal, der Opa da hat gar keine Haare mehr!«, war ich gerade einmal 25 Jahre alt, hatte aber damals schon eine ausgeprägte Halbglatze und meine verbliebenen Haare sehr kurz geschnitten. Alter ist also relativ. Für einen kleinen Jungen gehöre ich demnach schon zum »alten Eisen«. Wer aber sagt mir wirklich, wann ich alt bin?
Diese Bestimmung liegt in der Hand einer eigens dafür zuständigen Wissenschaft: der Gerontologie (Altersforschung). Die Gerontologen verwenden den Begriff »Alter« in unterschiedlichen Zusammenhängen und Bedeutungen. Sie unterscheiden zwischen dem *chronologischen* (kalendarischen), dem *biologischen* (individuellen), dem *psychologischen*, dem *sozialen* und dem *funktionalen* Alter. Durch diese Differenzierung kann ein 60-Jähriger (kalendarisches Alter) mit der Organbeschaffenheit eines 40-Jährigen, biologisch betrachtet, als jung gelten. Oder was mein persönliches Erlebnis auf der Straße betrifft, ein 25-Jähriger schon als alt gelten, wenn er in einer sozialen Struktur auf sehr junge Personen trifft (soziales Alter). Es kommt also immer auf den jeweiligen Zusammenhang an. Alt ist demnach nicht gleich alt.
Mit der Reduktion der Muskelmasse im voranschreitenden Alter um bis zu 50 Prozent geht auch ein erheblicher Kraftverlust einher, der mit gravierenden Nachteilen verbunden sein kann. Ein regelmäßig ausgeführtes Krafttraining

verhindert diese Kraftverluste; es können sogar nach jahrelanger körperlicher Inaktivität noch erhebliche Kraftzuwächse erreicht werden. Denn die Kraft ist – und das ist wissenschaftlich erwiesen – in allen Altersstufen trainierbar und der Einstieg mit einem Programm, welches individuell angepasst wird, jederzeit möglich. Zum Starten ist es also nie zu spät!

Lassen Sie sich in jedem Fall von einem Arzt Ihres Vertrauens auf Ihre Sporttauglichkeit hin untersuchen. Wenn Sie dann mit dem Training beginnen, orientieren Sie sich an den im »sanften Krafttraining« gültigen Belastungskriterien. Wählen Sie Übungen, die einen möglichst einfachen Bewegungsablauf haben und bei denen der Rumpf problemlos abgestützt werden kann, wie z. B. auf einer Trainingsbank mit Lehne. Vor allem sind Übungen, bei denen die für die Haltung und Alltagsmotorik zuständigen Muskeln und Muskelgruppen trainiert werden, sehr zu empfehlen. Auf eine gleichmäßige Atmung während der Übungsausführung ist besonderer Wert zu legen.

Sport und Alter

- Die Beeinflussung des Alterungsprozesses scheint vor allem dort möglich, wo typische Wirkungen des Sports ebenso typischen Wirkungen des Alterns entgegengerichtet sind.
- Auch im hohen Alter übt sportliche Aktivität einen günstigen Einfluss auf den funktionellen Zustand des Organismus und sein Leistungsvermögen aus.
- Kein Medikament kann den natürlichen Alterungsprozess aufhalten. Dem richtig ausgewählten und betriebenen Sport sowie dem körperlichen Training kommt deshalb eine große Bedeutung zu.
- Die bis heute einzige wissenschaftlich gesicherte Methode, den älter werdenden Menschen biologisch jünger zu erhalten, als es seinem chronologischen Alter entspricht, ist körperliches Training.
- Dem Sport treu bleiben heißt: länger leben und länger mehr vom Leben haben!

Agonist Muskel einer funktionellen Muskelgruppe, der durch Kontraktion eine bestimmte Bewegung ausführt.

Antagonist Muskel einer funktionellen Muskelgruppe, der durch Entspannung eine bestimmte Bewegung zulässt.

ATP Adenosintriphosphat, Energiequelle der Muskulatur.

Bewegungsapparat, aktiver Wird durch die Muskulatur und die Sehnen gebildet.

Bewegungsapparat, passiver Wird durch das Skelett (Knochen), die Gelenke und die Bänder gebildet.

dynamisch Beweglich, mit Bewegung.

Dysbalance, muskuläre Muskuläres Ungleichgewicht.

exzentrisch Nachlassende/nachgebende Muskelarbeit, der Muskel entspannt/dehnt sich.

Faser → Muskelfaser.

FT-Fasern Fast-twitch-Fasern, → Muskelfasern, weiße.

Ganzkörpertraining Innerhalb einer Trainingseinheit werden alle Muskeln/Muskelgruppen trainiert.

Gleittheorie Ineinandergleiten der Aktin- und Myosinfilamente im Muskel.

Hamstring Rückwärtige Oberschenkelmuskulatur.

Homöostase Gleichgewicht (stabiler Zustand) zwischen Aufbau- und Abbauprozessen im Organismus.

isometrisch → statisch.

isotonisch → dynamisch.

konzentrisch Überwindende Muskelarbeit, der Muskel kontrahiert/verkürzt sich.

Koordination, intermuskuläre Zusammenspiel mehrerer Muskeln bei einer bestimmten Bewegung.

Koordination, intramuskuläre Aktivierungsfähigkeit der Muskelzellen innerhalb eines Muskels.

Kraft, allgemeine Den ganzen Körper betreffend.

Kraft, lokale Teile des Körpers betreffend, z.B. die Kraft im rechten Arm.

Kraftausdauer Ermüdungswiderstandsfähigkeit des Muskelsystems bei lang anhaltenden Belastungen.

Kreistraining Trainingsmethode, bei der ein vorher festgelegter Geräteparcours durchlaufen wird.

Kyphose Wirbelsäulenkrümmung nach hinten.

Laktat Salz der Michsäure.

Lordose Wirbelsäulenkrümmung nach vorn.

Lotlinientest Test zur Beurteilung der körperlichen Haltung.

Maximalkraft Höchstmögliche Kraft eines Muskels oder einer Muskelgruppe.

Muskelfasern, rote Langsam zuckende Muskelfasern.

Muskelfasern, weiße Schnell zuckende Muskelfasern.

Muskeltonus Spannungszustand der Muskulatur.

Pre-Stretch Vordehnen der Muskulatur, → Stretching.

RPE-Test »Rating of perceived exertion«, Test zur Beurteilung der Intensität des subjektiven Anstrengungsgefühls.

Schnellkraft Fähigkeit des Muskelsystems, den Körper, Teile des Körpers oder Gegenstände mit maximaler Geschwindigkeit zu bewegen.

Skoliose Seitliche Haltungsabweichung mit gleichzeitiger Verdrehung der Wirbelsäule.

Stationstraining Trainingsmethode, bei der erst von einer Station (Gerät/Übung) zur anderen gewechselt wird, wenn alle Serien (Sätze) dieser Station abgeschlossen sind.

Statisch Starr, ohne Bewegung.

ST-Fasern Slow-twitch-Fasern, → Muskelfasern, rote.

Stretching Trainingsform zur Dehnung der Muskulatur/zur Verbesserung der Beweglichkeit.

Superkompensation Anstieg der Leistungsfähigkeit über das Ausgangsniveau hinaus.

Synergist So genannter Hilfsmuskel einer funktionellen Muskelgruppe, der durch Kontraktion die Tätigkeit des → Agonisten unterstützt.

Tube Zusammenfassende Bezeichnung für alle Arten von elastischen Zugbändern.

Workout Englische Bezeichnung für Training, Trainingseinheit.

Zirkeltraining → Kreistraining.

Literatur

Boeck-Behrens, W.-U./Buskies, W.:
Fitness-Krafttraining
Rowohlt Verlag, Reinbek 2001

Bös, K./Brehm, W.:
Gesundheitssport
Verlag Karl Hofmann, Schorndorf 1998

Ehlenz, H./Grosser, M./Zimmermann, E.:
Krafttraining
BLV Verlag, München 2003

Faller, A.:
Der Körper des Menschen
Thieme Verlag, Stuttgart 1999

Gehrke, T.:
Sportanatomie
Rowohlt Verlag, Reinbek 2003

Geiger, L.:
Gesundheitstraining
BLV Verlag, München 2003

Grosser, M./Ehlenz, H./Griebl, R./
Zimmermann, E.:
Richtig Muskeltraining
BLV Verlag, München 1999

Hohmann, A./Lames, M./Letzelter, M.:
Einführung in die Trainingswissenschaft
Limpert Verlag, Wiebelsheim 2002

Mießner, W.:
Richtig Body-Styling
BLV Verlag, München 2002

Mießner, W.:
Richtig trainieren im Fitness-Studio
BLV Verlag, München 2002

Mießner, W.:
Richtig Hanteltraining
BLV Verlag, München 2002

Weineck, J.:
Optimales Training
Spitta, Balingen 2000

Weineck, J.:
Sportbiologie
Spitta, Balingen 2002

Register

Know-how für die Trainingspraxis

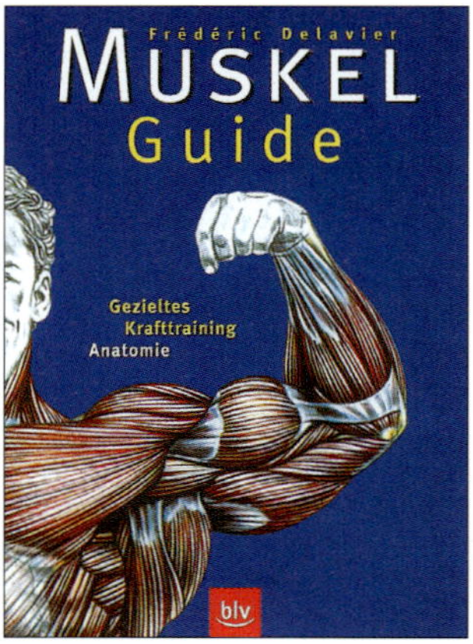

Frédéric Delavier
Muskel-Guide
Fit, stark und attraktiv mit gezieltem Krafttraining: die Funktion der Muskelbereiche und Übungen zum Aufbau einzelner Muskelgruppen – mit einzigartig präzisen anatomischen Zeichnungen.

BLV Sportpraxis Top
Wolfgang Mießner
Richtig Trainieren im Fitness-Studio
Trainingsmöglichkeiten im Studio und die verschiedenen Geräte; Trainingsprogramme für Kraft, Ausdauer und Beweglichkeit – mit Variationen.

BLV Sportpraxis Top
Wolfgang Mießner
Richtig Hanteltraining
Grundlagen des Krafttrainings, Trainingsplanung; Praxis: Trainingseinheiten und -programme.

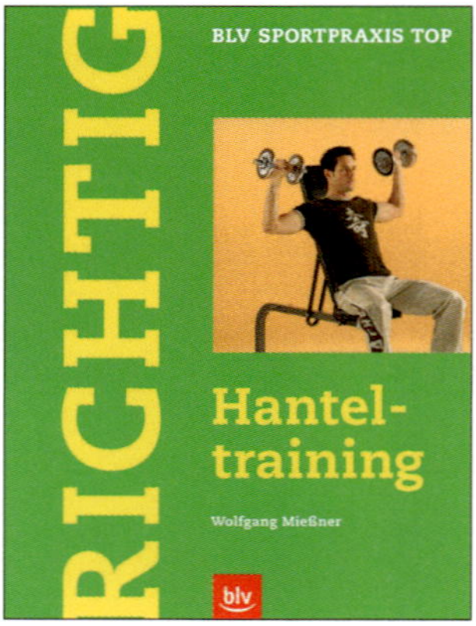

BLV Sportpraxis Top
Wolfgang Mießner
Richtig Aerobic
Trainingseinheiten, Bewegungen, Schrittkombinationen, Musik.

BLV Sportpraxis Top
Wolfgang Mießner
Richtig Body-Styling
Den Körper formen durch Muskel- und Cardiotraining: Grundlagen, Trainingspraxis, Regeneration.

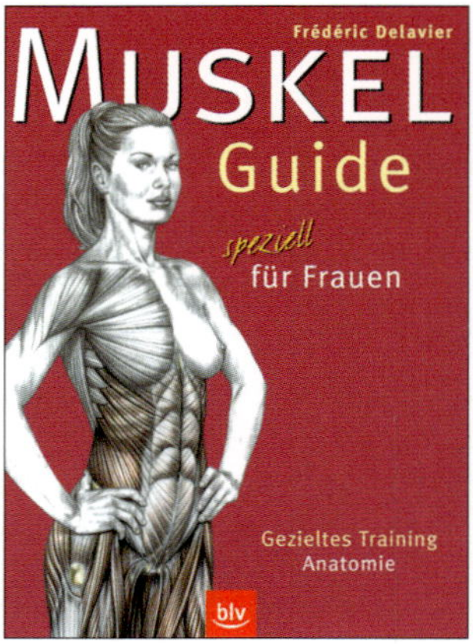

Frédéric Delavier
Muskel-Guide speziell für Frauen
Gezieltes Muskeltraining für Bauch, Beine, Po und Rücken; weibliche Anatomie und Muskelfunktionen; alle Übungen mit einzigartig präzisen anatomischen Zeichnungen.

BLV Sportpraxis Top
Manfred Grosser / Hans Ehlenz / Rainer Griebl / Elke Zimmermann
Richtig Muskeltraining
Trainingstheorie, Trainingsmethodik, Ausrüstung, Trainingsprogramme; Prinzipien des Bodybuilding: Basis- und Hochleistungstraining.

Im BLV Verlag finden Sie Bücher zu den Themen:
Garten und Zimmerpflanzen • Natur • Heimtiere • Jagd und Angeln • Pferde und Reiten • Sport und Fitness • Wandern und Alpinismus • Essen und Trinken

Ausführliche Informationen erhalten Sie bei:

BLV Verlagsgesellschaft mbH • Postfach 40 03 20 • 80703 München
Tel. 089 / 12705-0 • Fax 089 / 12705-543 • http://www.blv.de